老有高寿

——人人都能做彭祖

张 俭／主 编

吴 霞 吕 颖／副主编

西南财经大学出版社

图书在版编目（CIP）数据

老有高寿：人人都能做彭祖/张俭主编.—成都：西南财经大学出
版社，2017.12（2019.6 重印）

ISBN 978-7-5504-3290-1

Ⅰ.①老… Ⅱ.①张… Ⅲ.①长寿—保健—研究 Ⅳ.①R161.7

中国版本图书馆 CIP 数据核字（2017）第 282330 号

老有高寿：人人都能做彭祖

LAOYOUGAOSHOU　RENREN DOUNENG ZUO PENGZU

张俭　主编

策　　划：汪涌波
责任编辑：汪涌波
责任校对：廖庆
封面设计：墨创文化
责任印制：朱曼丽

出版发行	西南财经大学出版社（四川省成都市光华村街 55 号）
网　　址	http://www.bookcj.com
电子邮件	bookcj@foxmail.com
邮政编码	610074
电　　话	028-87353785
照　　排	成都墨之创文化传播有限公司
印　　刷	三河市天润建兴印务有限公司
成品尺寸	145mm×210mm
印　　张	5.125
字　　数	130 千字
版　　次	2018 年 1 月第 1 版
印　　次	2019 年 6 月第 2 次印刷
书　　号	ISBN 978-7-5504-3290-1
定　　价	35.00 元

目录

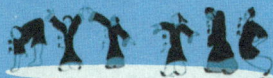

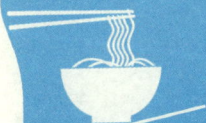

代序

人逾古稀 宏图亦可期

——2016 年美国大选的年龄视角解读 [1]

2016 年，四年一度的美国总统大选结束，特朗普胜出。第 45 任美国总统特朗普无疑刷新了美国总统就职年龄记录，成为最高龄的当选总统。迄今美国共有 45 人担任过总统，他们的就职年龄平均为 55 岁，年龄最小的是以副总统之身补位接任总统的西奥多·罗斯福，时年 42 岁；最年轻的当选总统则是大名鼎鼎的约翰·F.肯尼迪，时年 43 岁；而此前最年长的当选总统是第 40 任总统罗纳德·里根，时年 69 岁。本年共和党候选人唐纳德·特朗普当选，以 71 岁的高龄出任总统一职。

随着人口老龄化程度加剧，美国总统大选也呈现出显著的老龄化趋势。2016 年美国总统大选，民主党候选人参议员伯纳

---

1 资料来源：bbddgd 的博客 blog.sina.com.cn/j8221228j，有改编。

德·桑德斯年龄高达 75 岁，比迄今最高龄的总统里根连任时的年龄都还要大近 2 岁。但是，候选人中也不乏青年才俊之辈，如共和党参议员特德·克鲁兹和马尔科·卢比奥都才 40 多岁。特朗普和希拉里两位候选人自然不能和克鲁兹、卢比奥辈的活力和颜值相比，即便与 60 岁年龄段的杰布·布什、林肯·查菲、本·卡森几位候选人相比也明显年长。但显而易见，作为仅次于桑德斯的高龄候选人，尤其是在加拿大的特鲁多和意大利的伦齐两位"70 后"新总理闪亮登台之后，他们却没有因为年龄遭到选民的杯葛，并能够战胜比自己年轻强壮的对手最终脱颖而出代表各自的政党冲击总统宝座，充分证明了年届古稀这一既往明显属于负面的因素丝毫没有拖住他们迈向白宫的脚步。

不过，担任美国总统这一位高权重的职务，毕竟除了权势风光之外，也是一份十分看重身体健康的"体力活"。在竞选活动中，为了打消选民头脑中潜意识的"年老体衰"印象，展示自己是"美国历史上最健康的总统"形象，特朗普和希拉里多次昭示医生开具的体检证明，在显示自身健康的同时也化解了对方的人身攻击。正如美国政治评论人士兹力泽指出的一样，"年龄是很重要的一个考量因素，但并不一定是正确的考量方式。一个年轻人也可能有很严重的疾病，一个年纪大的人也可能完全健康并且有很强的工作能力"。今天，年龄大已经不再像以往一样等同于身体弱、不适应工作，选民衡量候选人能否胜任总统职务，更关注的是健康。希拉里在纽约出席"9·11"15 周年纪念活动时表现出的身体不适，以及关于她罹患血管性痴呆的传言，引发媒体和民众对其健康状况的深度担忧，有分析指出总统的天平毫无疑问已经倾向特朗普。结果特朗普最终胜出，制胜的诀窍也许就是他比希拉里更健康一些而已。

伴随着科技文明的不断进步和生活质量的持续改善，人类的平均寿命得到了很大幅度的提高，今天的老年人比20世纪的同龄人几乎要多拥有近20年的健康寿命，"人过七十"已经不再稀罕，"七十而随心所欲不逾矩"正在成为流行。正所谓"夕阳启航满帆风，七十人生亦可期"，经历无数风吹雨打，度过几多浪起潮落，迈进古稀年华的特朗普运用迄今积蓄的所有能量和资源向社会公职和人生的巅峰发起冲击，这不正是对孔子关于人生终极理想的最形象、最现实的诠释和演绎吗？！

中国是世界上老龄化速度最快、老年人口规模最大的国家，严峻的老龄化问题正在日益深刻地影响着我国社会、经济、文化发展。习近平总书记在十九大报告中指出：积极应对人口老龄化，构建养老、孝老、敬老政策体系和社会环境，加快老龄事业和产业发展。如何有效推迟退休年龄、老有所养、老有所为、老有所乐……他山之石可以攻玉，2016年美国大选两位"70后"候选人的登峰之作，带给我们"及时科学综合"应对人口老龄化、铸造"健康中国"的建设性启示绝非一二。

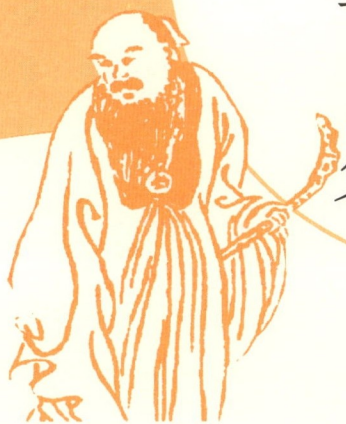

彭祖活了八百岁

Pengzu
Huole
Babaisui

第一话

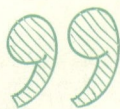

　　据说毛泽东当年视察徐州市，谈到历史时不无感慨地指出："彭祖为开发这块土地付出了极大的辛劳，他带头挖井、发明了烹调术、建筑城墙。传说他活了八百岁，是中国历史上第一位长寿之人，还留下养生著作《彭祖经》"。[1]

　　史书记载，彭祖姓钱名铿，系颛顼帝玄孙陆终氏的第三子，轩辕黄帝的第八代传人，因被尧帝授封彭城（今天江苏省徐州市）建大彭氏国，因此以"彭祖"称号传世。彭祖是我国最富盛名的高寿者，也是古代养生学的开创者，被世人尊为"中华第一寿"。

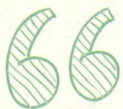

---

1 李家骥，杨庆旺．我做毛泽东卫士十三年 [M]．北京：中央文献出版社，2013.

彭祖是仙人还是凡人

　　有海内第一养生宝典美誉的《黄帝内经》开篇就说，上古之人，春秋皆度百岁。彭祖作为"上古之人"中的一员，据说他经历了尧、舜、禹、汤四个朝代，活了满满八百岁。如此长寿，不仅远远超越了黄帝和岐伯眼中"法于阴阳，和于术数，食饮有节，起居有常"的上古知道者境界，而且时至今日除彭祖之外再也闻所未闻，成了千古绝唱。彭祖到底是饮食五谷杂粮的凡人，还是吸纳云雾霞霭的仙人，可以说从古至今扑朔迷离，成为人世间饶有兴趣的一个千载谜题。

　　按照太史公《史记》的记载，"彭祖自尧时举用，历夏殷、封于大彭"。《庄子·释文》中也说，"彭祖，李（李颐）云：名铿，尧臣，封于彭城，历虞、夏至商，年七百岁，故以久特闻"。尽管后者记述的"年七百岁"有些不确定，但毋庸置疑，这里的表述再清楚不过地说明了彭祖就是一个有鼻子有眼的普通凡人。可是，在最早系统介绍远古神仙事迹的《列仙传》中，刘向又明明白白地把彭祖尊为了不食人间

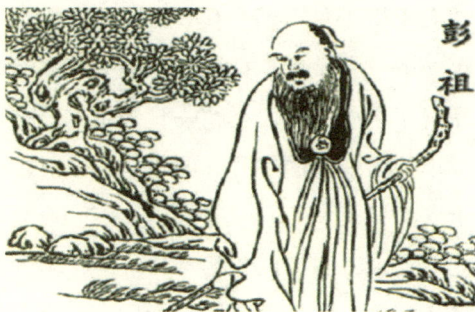

彭祖巡山图

烟火的大神："遐哉硕仙，时唯彭祖。"

实际上，彭祖到底是人还是仙，世间绝大多数的凡夫俗子也许并不感兴趣，对于他们来说，彭祖头上"八百岁"的桂冠才是吸引人们眼球的光环。

《列子·力命第六》记载："彭祖之智，不出尧、舜之上，而寿八百。"而《汉书·古今表》说得更为详尽，说"彭祖功勋卓著，与仲虺并举，知老彭为商贤臣也，至商大戊王时逝世，终年八百零二岁"。由此看来，彭祖的长寿美名早就名闻遐迩了，八百岁的寿限毋庸置疑。不过毕竟八百岁实在太颠覆凡人的常识甚至想象了，因此关于彭祖这个年龄的解读层出不穷，或许一方面是为了要证实彭祖的真实性，另一方面则是为了说服自己找到了合理的解答。

关于八百岁最有代表性的一个说法就是，认为古人计算年龄使用的是"小花甲计岁法"，所以彭祖的八百岁实际上只约等于 132 岁。所谓"小花甲计岁法"就是采用按照干支纪日法"六十甲子日"的方法即 60 天一甲子，而不是干支纪年法 60年一甲子为标准计岁的方法。在 1912 年的民国政府公布采用公元纪年之前，历代王朝一直采用的依据天干地支相匹配的六十个单位为基准的纪日和纪年的历法。传统的干支历法又可分为干支纪日和干支纪年两种，前者按 60 天为一周期（一个甲子），循环记录；后者按 365 天为一年，60 年为一周期（一个甲子）循环记录。历史上前者先于后者，干支纪日法是现今已知的世界上最久远的纪日法，集大成于商朝。而干支纪年法通常被认为在西汉年间才开始萌芽，到王莽新朝时期逐渐使用，在汉章帝元和二年（公元 85 年），朝廷正式下令在全国使用后成为了计岁历法的正朔。因此，从时间顺序上看，彭祖所在时代应该是采用干支纪日法计算时间，而并非在用我们今天的干支纪年法来计岁，此甲子非彼甲子，后人误把 800 干支纪日当成了800 干支纪年，将彭祖的寿命瞬间扩大了六倍多（干支纪日 1甲子 =60 天 ≈ 1/6 年），所以按照"小花甲计岁法"计算，彭祖真实的年龄应该是这样一种情况：一个甲子 60 天，800 个甲子为 48 000 天，除以一年 365 天正好为 132 年[1]。

毋庸赘言，这个年龄不仅看起来十分合理，也和黄帝与歧伯的说法吻合，令人信服，只是让彭祖身上的那份神秘感几乎荡然无存了。而且，上述解释中"甲子"和"年"的混同，也让它始终难以跳出自圆其说的藩篱。反倒是下面的说法也许不失为一个更充分的解释。

《史记·楚世家》中有这样一段记述，说"彭祖氏，殷之时尝为侯伯，殷之末世灭彭祖氏"。通常来说，"氏"一般是对于部落和宗族的称号，在上古时期往往会以族长或酋长来作为该氏族的代称，所以，彭祖其实就是"彭"或者是"大彭""老彭"氏一族的始祖和最早的领袖，之后每一任彭氏的首长也因袭"彭祖"名称，自虞夏至商殷至武丁灭彭，历时八百多年，彭祖——"彭"族的首长出将入相，辅佐王政教化民生，在世间形成"彭祖常在，寿诞八百"的印象，而实际上此彭祖早已非彼彭祖了。

---

1 中国视协电视纪录片学术委员会六十集电视纪录片《黄帝内经》解说词。

清人孔广森对此有清楚的解读："彭祖者，彭姓之祖也。彭姓诸国：大彭、豕韦、诸稽。大彭历事虞夏，于商为伯，武丁之世灭之，故曰彭祖八百岁，谓彭国八百年而亡，非实篯不死也。"

这种情况在现实中其实并不罕见，古代封建社会长期存在的官爵世袭罔替制度本质上就与其属于同一现象。而当今东瀛日本社会文化中广泛存在着的"袭名"现象更是一个鲜活的旁证。作为一种继承光荣传统和技艺地位的仪式和标志，在相扑、歌舞伎、落语和狂言等传统艺术领域，普遍存在着后人袭用先人名讳的"袭名"制度，如最常见的"佐之山"、"中村雀右卫门"、"桂文枝"、"坂东玉三郎"，等等，不一而足，虽然对外显示的是同一名称，其实人事全非。而自 2005 年组团以来在日本歌坛人气冲天的青春组合 AKB48，十来年间成员已经轮换了七八批，名称却始终保持最初的"AKB48"不变，青春活力不改。

中华第一寿养生经

　　荀子说自己：以治气养生，则后彭祖；以修身自名，则配尧舜。无论是仙人也好凡人也好，是活了 800 岁还是 132 岁，彭祖作为养生学的开创者和历史上最知名的长寿家这一事实，无疑是确凿无误、毋庸置疑的。

　　据传，彭祖的弟子根据他的讲述编写了一本"彭祖经"，全面介绍彭祖养生的理论和实践，但年代久远早已失传，史籍中也没有直接的记载。倒是东晋年间有"小仙翁"雅号的著名炼丹家葛洪根据民间的传闻，在其撰写的《神仙传》中以"彭祖经"为题，用近 2000 字言简意赅地对彭祖以及他的养生术进行了较为详细的介绍。窥斑见豹，葛洪所描述的彭祖养生法综合起来，关键在于三个方面，即：行气导引、膳食疗养、房中调摄。

　　所谓行气导引，顾名思义就是通过呼吸吐纳、揉身运动来修炼身心、调适情志、强健体魄的方法，照今天的通俗说法就是气功加武术。《庄子》有一篇短文《刻意》，对行气导引的描述十分传神："吹嘘呼吸，吐故纳新，熊经鸟伸，为寿而已矣。此导引之士，养形之人，彭祖考寿者之所好也。"这段文字不仅形象地说明了行气导引的内容和方式，而且也是迄今发现的最早关于彭祖养生术的记述。毋庸赘言，彭祖的这一养生方法在后世被广泛应用到健康武术、医药治病、宗教养生等领域，尤其对气功和武术的形成和发展影响巨大，因此又被视为中华气功和武术的源头和滥觞。

　　膳食疗养不仅是彭祖养生法中不可或缺的部分，据说更是让彭祖被尧册封大彭国的原由。唐代道家的集大成者成玄英注解庄子《刻意》文中彭祖部分内容时写道："善养性，能调鼎，进雉羹于尧，尧封于彭城，其道可祖，故名之曰彭祖。"传说上古时期天下未平，洪水泛滥，尧心忧百姓终日操劳，以致积劳成疾卧病在床，好几天滴水不进。钱铿闻讯后便用野鸡和薏米熬制了一道"雉羹"，也就是野鸡汤献给尧。据说这个汤端进屋子，尧闻到后竟然翻身下床捧起汤碗一饮而尽。恢复健康后的尧将彭城作为奖励授封给了他，钱铿就此更名为"彭祖"，以彭城为中心建立了大彭国。而这道"雉羹"因兼有食品和药品的功效，成为有文字记载的首例食疗典范，赢得了"天下第一羹"的美誉。

　　民以食为天。彭祖认为每个人习以为常的一日三餐不仅仅可以充饥果腹，更可以通过饮食补气益神，调养生机。彭祖膳食疗养的主张归纳起来就是要"谨和五味"和"食欲有节"。《吕氏春秋·尽数》中有"大甘、大酸、大苦、大辛、大咸，五者充形，则生害矣"的说法，《黄帝内经》也说，饮食"勿使过之，伤其正也"，而"谨和五味"也好，"食欲有节"也好，实际上强调的就是一个字：中。被视为末代"彭祖"的老子说"多言数穷 不如守中"，这个道理自然不单单针对说话，饮食同样适合。"酸、苦、甘、辛、咸"五味浓淡适度，杜绝暴饮暴食，餐餐保持七分饱，就是疗养身心、平衡阴阳最好的膳食了。

　　房中调摄即俗称的"房中术""导引术"，这是彭祖最为世人知晓、也是最遭到诟病的养生法宝。尽管中国社会早有"窈窕淑女，君子好逑""食色，性也"这些几乎人人耳熟能详的关于男欢女爱

的词句，但是，人
们长时期受封建礼
教思想的影响和束
缚，交往中，所有
人谈性色变，连正
常的性生活、房事
都被当成了见不得

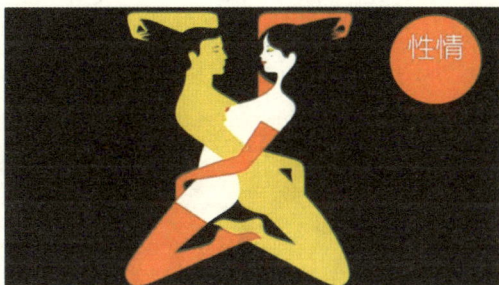

性命双修

人的丑事、坏事一样，讳忌莫深，羞于言辞，哪里还有谁敢把
房事当成养（健）身的至上法术来修行呢？

　　唯有彭祖不仅最早，而且堂而皇之地将房事这一饮食男女
最正常最平常的生活作为长寿健康的法宝来进行系统钻研和实
践。彭祖和采女关于房事调摄养身健体的故事版本流传最广，
但毕竟夹杂了太多的玄虚和夸张成分，让人难以彻底信服，反
而常常被虚伪的道学家信手拈来作为呵斥登徒子们的案例材料。

　　1985年文物出版社对长沙马王堆汉墓中出土的部分竹简进
行整理，其中被认为是现存的中国古籍中最早讨论房中术的专
书《十问》记录了彭祖与王子乔父关于房事调摄养身的对话，
彭祖在对话中系统说明了"养阴治气"、防止"阴精漏泄"等
房事要领与技巧对于长寿养生的重要作用，认为"男女相成，
犹天地相生也，所以神气导养，使人不失其和。天地得交接之道，
故无终竟之限；人失交接之道，故有伤残之期。能避众伤之事，
得阴阳之术，则不死之道也。天地昼分而夜合，一岁三百六十
交，而精气和合，故能生产万物而不穷。人能则之，可以长存"，
明确指出男女阴阳之气与天地阴阳之气和顺归一，正常而有节

制的男女房事行为，不仅对身体无害，使人情怡欢畅，而且有利于养阴保阳，帮助人健康长寿。

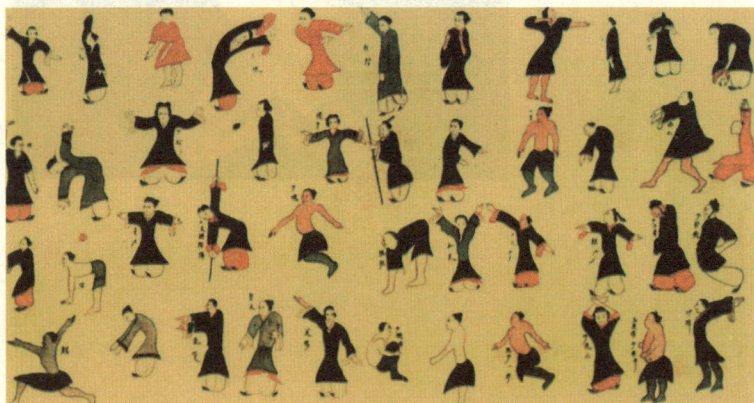

马王堆汉墓出土导引图

彭祖轶闻二三事

1. 彭祖和老子，同出而异名？！

"道可道，非常道。名可名，非常名。无名，天地之始。有名，万物之母。故常无欲以观其妙，常有欲以观其徼。此两者，同出而异名"……老子《道德经》开篇的这段话，可以说在中国妇孺皆知，世上人几乎都可以脱口而出地念叨。但是，有多少人想过没有，为什么老子仿佛和孙悟空一样石破天惊地出现在世人面前，而且其形象一登场就已经是一副须发皆白的长寿老者的定妆照了？

一直以来，历史中老子的扑朔迷离丝毫不比彭祖少。作为中国家喻户晓的伟大哲学家，除了一部《道德经》，世人对他的了解十分有限，就像孔子对他的评价一样：其犹龙邪！的的确确就是"神龙见首不见尾"，连专为他写了列传的太史公司马迁也不清楚，只好写下一个似是而非的结论：或曰儋即老子，或曰非也，世莫知其然否。20世纪二、三十年代，当时的著名学问家如梁启超、冯友兰、胡适、郭沫若、顾颉刚、马叙伦、范文澜、侯外庐、罗根泽、唐兰、高亨等都参与了，对老子是否确有其人、老子与《道德经》的关系等问题求真去伪的大讨论，结果依然是"雾里看花，水中捞月"。

曾"问礼于老子"的儒家鼻祖孔子说"述而不作，信而好古，窃比我于老彭"。其中被堪与《道德经》比肩的《论语》记载的这个老彭，按汉末经学家郑玄的注解，指的就是老子和彭祖两个人；而同为东汉年间的经学大师包咸则将其注释为："老彭，殷贤大夫，"就

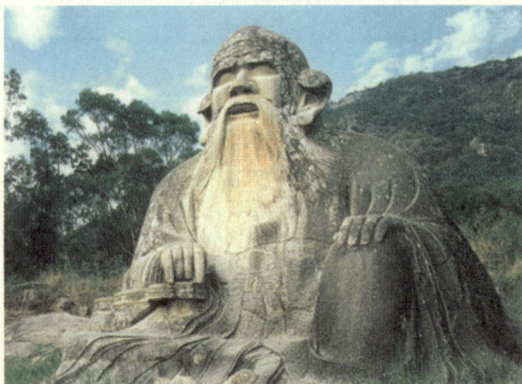

泉州宋代老子石

是一个人。老彭是一个人也好，是不一样的两个人也好，一个明显之处在于，老子和彭祖有很多的共同点：都是"修道而养寿"的行家，活了一百多岁；都有在商、周两朝担任史官的经历；都去过流沙之西的区域；都讲究"述而不作""守中致柔""阴阳和谐"；更不用说两个人的形象简直就是一个模子刻出来的一样……

对彭祖研究颇有建树的徐州学者朱金才认为，彭祖不是老子，老子是彭祖的后裔，是周代的"彭祖"。他指出，《世本》说"彭祖在商为守藏史，在周为柱下史"，而《太平广记》和《中华文化源流》同样也说老子"以周文王时为守藏史，至武王时为柱下史"，"守藏史""柱下史"，名称不同，职责相同，都相当于国家档案馆馆长。"在商为守藏史"的彭祖是商代老彭祖，"在周为柱下史"的"彭祖"则是老子。老彭祖觉察到商王有消灭彭氏家族的阴谋之后，便组织族人隐姓埋名，四散

流亡。其中一支隐匿于河南，去"彭"去"祖"而姓"老"，也谐音姓"李"，成为之后的老子家族。彭祖族人与周武王在牧野结盟誓师，帮助周武王灭商朝得到"平反"后官复原职。彭祖有耳大的生理特征。据《山海经》记载，彭祖流亡到山东的族人便被称为"儋（聃）耳之子"，其地称为"儋（聃）耳之国"。"儋（聃）耳"是耳大垂肩的意思。老子与其祖先一样有耳大的生理特征，所以名为"耳""儋""聃"，以显示他们是彭祖后裔[1]。

另一位彭祖研究者张立鸿也持相同说法，认为武丁四十三年，彭祖氏族遭到灭顶之灾，不仅被王师摧毁了大彭国，而且整个氏族被迫四分五裂，易姓为彭、大、老、李，等等，以躲避朝廷的追杀。因此，所谓的彭祖也好，老彭也好，老子也好，包括老祖、李祖，其实说的都是同一个氏族的酋长，也可以说实质上说的都是同一个人[2]。

此两者，同出而异名！道法自然的老子是否也在"无为"地借用这句话解说自己的身世以及自身一族的历史？捅破老子和彭祖关系这层纸，不仅瞬间让人清楚了彭祖八百岁的谜底，而且，让大宗师都"不识庐山真面目"的老子和《道德经》的来龙去脉是不是也就不再神秘了？！

---

1 朱金才. 东方先哲彭祖与老子 [EB/OL].blog.sina.com.cn/u/61296.

2 张立鸿. 身历两朝的老子是末代彭祖老彭 [EB/OL].blog.sina.com.cn/lihongzhang12345678.

2. 彭祖与印度婆罗门、佛祖以及于阗……

"一唱雄鸡天下白，万方乐奏有于阗"是毛泽东笔下的广为流传的诗词名句。于阗曾经是丝绸之路上最负盛名的西域古国，位于今天新疆的和田、鄯善和墨玉一带，因此被大家借用来代指新疆。然而，这片仍被视为化外之地的区

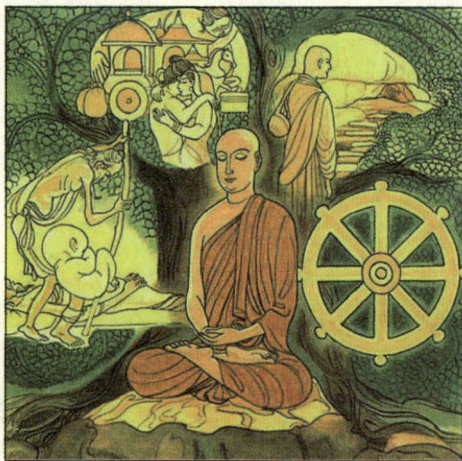

婆罗门止观修行图

域，当年不仅是大乘佛教的中心，而且魏晋至隋唐，一直是中原佛教的源泉之一，与彭祖和老子有着极大的渊源和干系。

葛洪的《神仙传》关于彭祖的介绍有这样一段描述：经乃令国中有传彭祖道者，诛之，又欲害彭祖以绝之。彭祖知之，乃去，不知所在。其后七十余年，闻人于流沙之西见之。而传为刘向所著的《列仙传》关于老子和关令尹的条目则更为清楚地写道：关令尹喜者，周大夫也。善内学星宿，服精华，隐德行仁，时人莫知。老子亦知其奇，为著书。与老子俱之流沙之西，服臣胜实，莫知其所终。

按照朱金来和张立鸿等人的研究，为躲避商纣王追杀，老彭祖率领部分族人流亡到"流沙之国西"即今天的北印度。那

时刚刚从中亚入侵占领了北印度的雅利安人将彭祖一众人等称为"彭流氓"（PENG LIU MENG。氓在这里不念"MANG"，念"MENG"，代表流亡的人的意思），意思就是姓彭的流民，梵文记为"Brahmana"，音译成汉字就是"婆罗门"。彭祖在商朝的时候是专职"守藏史"的官吏，又称作巫彭，上通天文下晓地理，因此"彭流氓"告诉雅利安人说他们专长做祭司，能够通人天、交鬼神，在大彭国属于最高的统治者。于是，雅利安人拜彭祖为国师，尊"彭流氓"（婆罗门，Brahmana）做祭司，为印度地位最高的种姓，拥有解释宗教经典和祭神的权利。或许更是为了凸显自身的神秘性和独特性，彭祖一族将本来就和当地土著不同的自身语言系统升华，在当时当地形成一种具有"鹤立鸡群"特殊效果的"彭"语——"梵"语（Brahmana），能够正确听、说梵语，在古印度社会是高等世袭阶级的重要标志之一。

　　作为"彭流氓"的领袖，老彭祖开始在印度"布道""传道"道法自然的彭祖文化，逐渐形成了后来的婆罗门教，他因而被称为婆罗门教的始祖——"老祖氏"或"李祖氏"，梵文记为"Rishis"，译为汉字则成了"里希斯"。在古汉语中"老""李（里、黎）"谐音，所以老子既姓"老"也姓"李"。雅利安人时期唯一的一部梵文文献《黎俱吠陀》（Rgveda），讲婆罗门教的教义，是印度史学界公认的古印度"最早时期的文献"，因语音变迁，印度人都很难知其含义了。但从汉语古音角度却可见其端倪，"黎俱吠陀"其实就是"李（老）祖傅道"的音译，老祖传的道，老彭祖是"传道"者、"布道"者，"传道"或"布道"记为梵文为"Buddha"，音译为汉字便是"佛陀""呋陀""浮屠"，所以，彭祖实际上就是佛陀，即"佛"祖。并且，彭祖"专气致柔""柔若无骨"，是柔家始祖。婆罗门传习彭祖养身法强身健体，将其作为"洁净身心"的炼养术，"儒，柔也，术士之称"（《说文解字》），因此也被称为"柔家"或者"儒家"，梵文记为"Yug"或"Yuj"，"出口转内销"后则变成了瑜伽，瑜伽修行者的至高境界是"梵我合一"，源自婆罗门始祖"Rishis"，无须质疑，这实际上就是如假包换的彭祖[1]。

若干代后，或许是因为彭祖即佛祖的征召，若干代后的彭祖——老子由关令尹喜陪同，率领一众徒民出关前往本次的目的地"流沙之西"——于阗，建设"无失天常""万民平均"的道德之乡。于阗故国别名于阗李氏王朝，国家领袖称李圣天。在这之后还诞生了楼兰、高昌诸多城邦国家，老子按照"方而不割，兼而不刺；直而不泄，光而不耀"的政治方针建德之邦，进行"正天下"的乌托邦实践[2]。

《魏书·西域传》记载："于阗西五里，有比摩寺，云是老子化胡成佛之所。"唐玄奘在他的《大唐西域记》中则写道："昔如来曾至此处，为诸天人略说法要，悬记此地当建国土，敬崇遗法，遵习大乘。"若干代后的佛祖——如来也从印度前来参与这项"建德之邦"的伟业。两位"彭祖"，或者说两位"如来"，

1 朱金来. 东方 Buddha 彭祖与如来 [EB/OL].blog.sina.com.cn/u/61296.
2 罗尚贤. 探寻流沙之西的老子 [J]. 广东社会科学，2000（5）.

或者说两位"老子"，一起不仅把一个迄今与佛无缘的区域演变成了空前的佛国净土，而且很可能就在这里实现了佛教的脱胎换

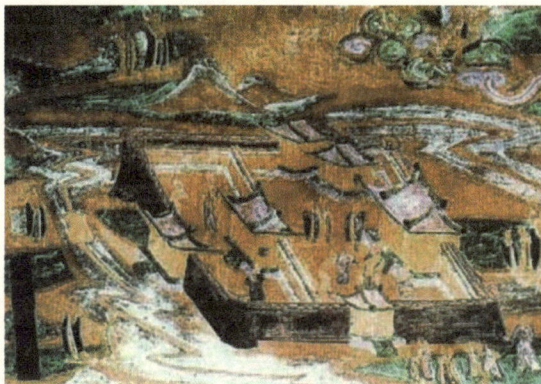

敦煌壁画中的于阗国都城

骨——将只渡个人的独木船变换成了普渡众生的大海轮。这一变化应该正好印证了彭祖从为自身安全远走流沙之西到老子为"正天下"建德之邦出行流沙之西的转化过程。从于阗走出来的佛教，不再同于印度本土的小乘模样，它以空前的大乘姿态在中土"布道""传道"。

佛教传入中国本土后，很长时期一直与道教进行着同异主次的争论：究竟老子是佛陀之师，还是佛陀是老子之师？甚至连北魏孝文帝、唐高宗、武则天和元世祖都参与了进来，召集学者朝议，亲自予以仲裁，闹得不亦乐乎。或许这正是成语所谓的"天下本无事 庸人自扰之"。其实答案早就在《道德经》中昭然若揭："此两者同出而异名，同谓之玄，玄之又玄，众妙之门。"开篇这段莫测高深的话自然说的是天地宇宙至理，但仔细品味之余，难道不能领悟出它讲的何尝不也是彭祖和佛陀、老子彼此一脉相承的关系吗？

Changshou
Chuanshuo
Bu Xuhuan

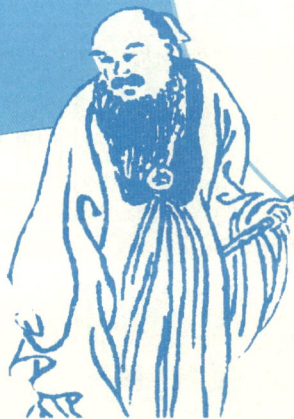

长寿传说不虚幻

第二话

雄才大略的淮南王刘安追逐帝位无望，转而一门心思研究起黄老延年金丹长生之术。他不单挥洒千金"招致宾客方术之人数千人"，编撰了意在求仙访道的道家方术之书《淮南子》，而且身体力行，搭炉建房、熬炼丹药。刘安或许最终也没有找到让他升仙不死的灵丹妙药，但他熬制金丹时意外发现的豆腐却是一个非常富有营养的食品，千百年来不仅美味了世人的生活，而且无疑有效地促进了成千上万人的健康，让无数的凡人做到了延年益寿……

徐福的蓬莱瀛洲

在所有关于长生不老的故事中，秦始皇与徐福的传说最负盛名。

梦想万世一系的秦始皇自然无比梦想长生不老，听到方士徐福说海中有蓬莱、方丈、瀛洲仙境福地珍藏着长生不老的奇药时，立刻令他带着金银财宝、童男玉女入海求取仙药。秦始皇在位期间数次东巡，并在徐福下海的琅琊郡建行宫歇息，期盼等候到徐福出海求取的仙丹灵药，结果直到这位千古一帝在沙丘驾崩，他也没有服用上一粒能够长生不老的丹药。

尽管徐福没有为秦始皇带来仙丹灵药，但他到过当年被认为是蓬莱瀛洲的扶木即扶桑、今天的日本，这一点应该是确定的。无论今天日本"东瀛"的称谓，还是现在遍布日本各地上百处的徐福遗迹，包括日本前首相羽田孜也自称是徐福后人，以及在九州佐贺海边矗立的徐福上陆纪念碑，可以说就是确凿无疑的佐证。甚至有研究认为徐福实际上就是日本

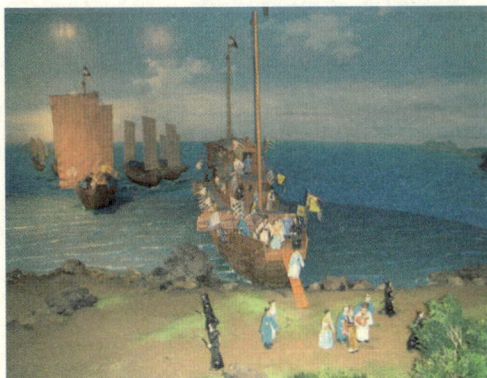

徐福抵达瀛洲图

传说中的第一代天皇——神武天皇[1]，他带领的三千童男童女以及大批工匠艺人繁衍了日本的种姓和文化产业……

1986年，日本冲绳地区将当地潜水员们发现的一个海底遗迹命名为"海底遗迹潜水观光区"，向社会进行宣传介绍。之后琉球大学以地质学家木村政昭教授为中心成立"海底考古调查队"开始在附近海域进行全面调查。2007年年底，木村公布调研成果，称海底遗迹的建造者具有极高的文明。这个海底遗迹是一座如传说中沉入大西洋的亚特兰蒂斯岛一样的古文明遗址。这个发达的文明至少存在于8000～10000年之前，极可能就是20世纪初美国学者詹姆斯·柴吉吾德（James Churchward）提出的"消失的穆（Mu）大陆"中描述的穆（Mu）文明[2]。

无须赘言，按照传说的版本推演，这个今天沉睡海底的城堡宫殿完全可能就是方士徐福憧憬的能够长生不老、神仙遍地的蓬莱瀛洲。而按照真实的现实版本来看，这片穆（Mu）大陆所覆盖的区域日本以及海底遗迹所在的冲绳正是当今世界上屈指可数最长寿的地区。根据日本厚生劳动省的最新资料，2016年日本女性的平均寿命为87.14岁，男性为80.98岁，均创历史新高，日本女性平均寿命1984年超过80岁，从1985年—2010年连续26年保持全球首位[3]。

---

1 徐福——秦朝著名方士 [EB/OL].360百科，baike.so.com.

2 互动百科 .Mu文明、那国岛水下金字塔 [EB/OL].www.baike.com.

3 中国新闻网 .日本人均寿命再增创历史新高 女性保持全球首位 [EB/OL]. www.chinanews.com.

冲绳原名琉球，位于台湾和日本九州之间，在并入日本之前，琉球古国以东北亚和东南亚贸易的中转站著称，贸易发达，号称"万国津梁"。根据冲绳

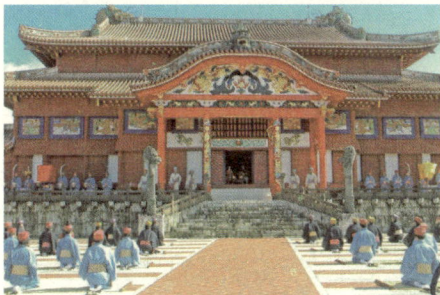

琉球古国首里府

县政府统计，其人口数为 1 441 982 人，65 岁以上年龄人口占 21.6%，在日本 47 个都道府县行政区划中属于老龄化程度最低的"年轻"县，但这里 100 岁以上的老人却多达 1 011 人[1]，每 10 万人中就有 70 位百岁人瑞（中国长寿之乡评比的代表性标准：百岁老人比例为 10 人/10 万人），堪称世界长寿之国的长寿之乡，被认为是世界最健康和最长寿的地区。

从 1975 年起，美国太平洋健康研究院老年医学首席研究员布拉德利·威尔科克斯（Bradley J. Willcox）博士和著名医学人类学家克雷格·威尔科克斯（Craig Willcox）博士共同发起冲绳百岁老人研究计划，以生活在岛上的 600 多位百岁老人为对象进行了长达近 30 年的跟踪调查研究，并将研究成果整理成厚厚的一本《冲绳方式》（Okinawa Program）公开出版发行，向世界介绍冲绳健康长寿的原因和方法，指出吃什么、想什么、做什么以及信什么对一个人的健康有着决定性的作用，健康合理的饮食，能运动、有活力，保证睡眠以及拥有社会交际关系是

---

1 Okinawa Times. 沖縄県内の 100 岁以上高齢者 [EB/OL].okinawatimes.co.jp.

能否长寿的关键。

　　日本经济评论员森永卓郎在自己的专栏谈企业生存问题时，写了一段在冲绳的亲身体验。森永说一次到大宜味村这个在冲绳也是名气很大的长寿村去，途中在车站看到正在工作的 104 岁的奥岛乌西（Osima usi）老人。老人当时刚被聘用到站上工作，负责把卖给游客的椪柑装进袋子。游客们都等着买老人装袋的椪柑，老人也十分享受游客对她的爱戴。他到了大宜味村后等不及地问老人们为什么如此健康，大家回答说主要是乐观，不去为前面的事发愁烦恼。森永由此感叹道，饮食重要，活动必需，但精神上的因素才最关键，对健康如此，对人如此，对企业何尝不是如此……[1]

1　森永卓郎 . 如何在严峻的时代生存下去 [EB/OL].www.nikkeibp.co.jp.

"方士"们的山中岁月

俗话说"天下名山僧占多",这个僧自然还应该包含道士以及道教形成之前的方士。对于这些以长生成仙的目标为追求的修真之士来说,僻静旷野的崇山峻岭不仅是能够包藏他们惊世骇俗行径的绝佳场所,蕴涵天地灵气的山岳更是是洞天福地,"山无大小,皆有神灵",进入山中炼丹修道,无疑能得到神灵庇佑,离天更近,成仙更易。黄帝问道于崆峒山,老子说道于终南山,张陵学道于鹤鸣山……汉末刘熙推求字义由来的著作《释名》说:"老而不死曰仙。仙,迁也。迁入山中也。"而人在山上的"仚"字,在古文中直接就等同于"仙"字。

在被称为世界第三极的喜马拉雅山麓,住着神秘的罕萨人(Hunza)。罕萨人与周围的巴基斯坦人长得很不一样,

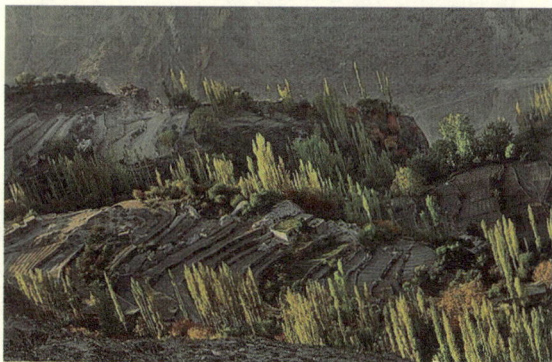

罕萨如画的高山梯田

俊美强健,拥有全人类独一无二的沙色头发和蓝眼睛,人类学家迄今不清楚他们来自何方。直到 1986 年以前,这里都只有两

条悬挂在绝壁上的索道和外界相通，基本上处于与世隔绝的状态。6万多罕萨人在平均海拔2 000多米高的雪山上开辟了层层叠叠的梯田，世代过着"日出而作，日落而息"田园牧歌般的农耕生活。

据说1933年英国作家詹姆斯·希尔顿（James Hilton）曾到过罕萨山谷，他被这里堪比桃花源的风土人情所震撼，回去后便完成了让他闻名天下的长篇小说《失落的地平线》。他在书中创造的新词"香格里拉"，成了人们对"世外桃源"、"人间仙境"的代称，激发了一波一波的寻找"香格里拉"热潮。2001年，云南原中甸县改名为香格里拉县，四川稻城县日瓦乡也改为香格里镇，这些名称的使用似乎为找寻香格里拉画上了句号，但仍有不少人认为罕萨河谷更为符合书中的描绘，因此称其为巴基斯坦的"香格里拉"。日本动画片大师宫崎骏轰动世界的成名之作《风之谷》也选择罕萨作为它的外景地，他认为这里是《风之谷》最理想的外景地，完全符合他对净化人类的纯净世界的想象。

罕萨是世界上屈指可数的超一流长寿地区。20世纪80年代末位于喀喇昆仑山的公路全线竣工后，越来越多的研究团队来到罕萨进行相关调

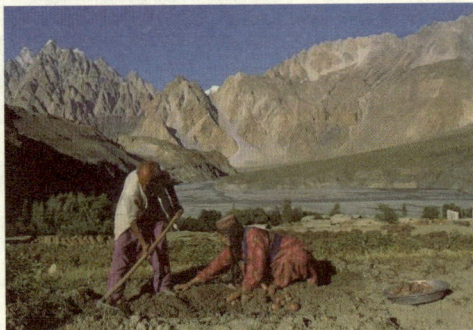

罕萨人在耕作

查，发现罕萨人异常长寿，超过百岁的高寿老年人相当普遍。而且无论年轻人还是老年人都充满活力，他们不仅肿瘤发病率几乎为零，并且与常见的现代疾病也似乎无缘，更没有像溃疡、阑尾炎、大肠炎、冠心病、高血压或高血脂之类的病患。在这里，60～70岁根本不叫老人，60岁的人有孩子也是很平常的事情，80岁的男人还常常和四五十岁的"年轻"人一起打动作激烈、场面火爆的马球，100岁的人也不会觉得自己老，攀山越岭依然身手敏捷、如履平地。

1999年，著名的国际自然医学会创始人森下敬一博士来到这里，对129名罕萨的百岁老人进行了详细的身体检查，结果显示他们体内的脂褐素（lipofuscin）浓度很低。脂褐素又称老年素，或者俗称"老年斑"，是人衰老的重要指征之一。低含量的脂褐素让他们的器官机能表现得非常年轻，相当于城市中50岁左右中年人的状态。森下认为这一现象可能和罕萨人常年食用的一种提炼自罕萨地区的黑橄榄粉末状食物有关，并将这种食物称为"橄固力"（Hydroxytyrosol），取意从橄榄中提取，坚固身体的力量。

罕萨人的传奇健康和神奇食物被美国权威健康杂志《美国临床营养学杂志》（American journal of clinical nutrition）称之为"4000年橄榄健骨传奇"，主编皮特·拜尔斯（Peter Byers）博士认为：与世无争的平和心态、长期服用清除脂褐素的自然物质橄固力，是罕萨百岁老人年逾百岁，攀山越岭如履平地的奥秘[1]所在。

位于罗马与那不勒斯之间的山村凯姆波蒂迈勒被国际自然医学会评定为世界五大长寿地区之一。整个村庄被老式的防御城墙环抱，有着迷宫一般的鹅卵石街道和石头砌成的房子，这里很少有人在 85 岁前去世，他们经常到了 90 岁都还喜欢骑着小摩托在村庄里转悠，甚至有人活了 100 岁都没有去看过医生。根据世界卫生组织（WHO）和罗马大学的研究，80 多岁的村民不单拥有特别低的血压，而且他们的胆固醇水平竟然和幼儿水平相当。因此，凯姆波蒂迈勒又被称为"青春常驻的村庄"。

2004 年，韩国 KBS 电视台专门派遣一个摄制小组前往意大利，采访凯姆波蒂迈勒村的长寿秘诀。摄制组发现当地人几乎所有的饮食都有西红柿：吃沙拉用西红柿，做汤喝的西红柿

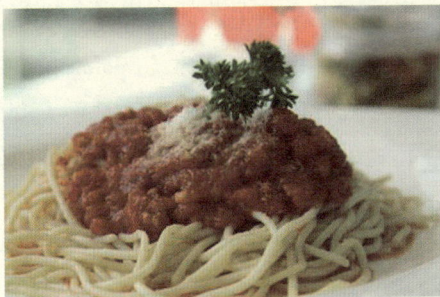

凯姆波蒂迈勒人的最爱——番茄酱意面

汤，做番茄酱用西红柿，做意大利面用西红柿，炖菜用西红柿，还有其他多达 50 个新品种的西红柿。10 多年来，专家们不厌其烦地以村民为对象进行跟踪调查研究，试图找出他们长寿的真正秘密。迄今所有的研究成果表明，他们饮食低盐，同时有

---

1 陈宇.罕萨人平均年龄为 117 岁 与外星文明有关吗？ [N].西安晚报，2010-03-31.

富含抗氧化成分的饮食习惯，加上新鲜的山间空气、大量的户外运动、低压力和饮食大量新鲜蔬菜以及自家有机酿造的葡萄酒……这一切共同组成了凯姆波蒂迈勒人传世不二的健康长寿秘方。而且，凯姆波蒂迈勒人从小到大每天都喜欢到村中心的鹅卵石广场上聚会，小孩一起玩耍，年轻人一起娱乐，老年人一起聊天，共同享受彼此的快乐时光，这或许才是激活这道秘方的独特药引子[1]。

1 王潇．世界五大长寿地区大揭秘之凯姆波蒂迈勒 [EB/OL].tour.sdchina.com.

颐养天年平凡人

颐养天年可以说是每个人的向往和追求。"天年"，按字面望文生义地理解，它指的就是天赋的年寿，即人的自然寿命。这个从古至今引无数人折腰的寿命目标，究竟仅仅是一个可望而不可即的天文级年龄呢，还是一个可望又可即的理想岁月呢？《素问·上古天真论》说"尽终其天年，度百岁乃去"，按此理解，天年应该就是一百岁了。但京剧《杨门女将》中却唱道："老太君年过百年，就该颐养天年，何必身履险地？"在这里天年明显又不止一百岁，否则已经年过百岁的老太君怎么还能去颐养天年呢？天年究竟应该有多少年？我国古代对于人的寿命提出的这个有意义的命题，始终处于一种似是而非的状况。

《尚书·洪范篇》认为："一曰寿，百二十岁也。，"晋代著名养生家嵇康在其《养身论》中也指出："上寿百二十，古今所同。"这里虽然没有天年的文字出现，但依照自然寿命的说法，天年应该上移到120岁了。古希腊哲学家亚里士多德就人的生长期和成熟期长短分析指出，人的极限寿命大约为其生长期的 5 ~ 7 倍，即 100 ~ 140 岁。日本和美国的科学家分别从人的性成熟期和细胞分裂角度来进行寿命研究，其结果一样证明人的寿命终点大致在 120 岁左右。德国著名学者弗兰克（H.Franke）指出："如果一个人既未患过疾病，又未遭到外源性因素的不良作用，则单纯性高龄老衰要到 120 岁才出现生理性死亡。"

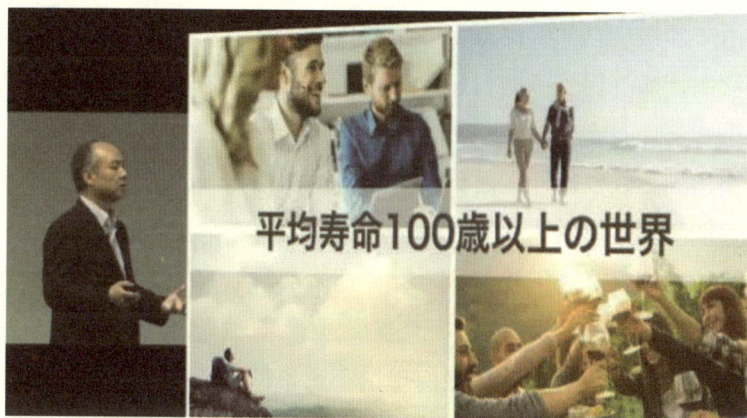

孙正义讲解 AI 世界

　　俄国人类学家鲍戈莫洛兹（Baogmuloz）一直主张人的寿命极限可以达到 150 岁以上。他在说明寿命极限时举例讲述的故事成为了广为流传的长寿趣话：一位旅行者经过一座房子时看到一个年龄至少在 80 岁上下的老年人坐在门口哭泣，他十分惊讶，忍不住好奇地问老人为什么哭。老人一边抽泣一边说是父亲打了他。旅行者越发感到奇怪，他拉起老人让他带自己去见见他的父亲。结果他被老人带到了一位更老但十分健康的老人面前，老人自称有 113 岁，说之所以打儿子是因为他不尊敬祖父，从祖父面前走过时竟然没有低头鞠躬。旅行者听了他的话连连大呼神奇、太神奇啦。他坚持要老人让自己瞧一眼这位神奇的祖父。两人于是把他带到祖父面前，旅行者见到了一位据说已经活了足足 143 年的"老老人"。

　　有"马云伯乐"雅号的日本软银（SoftBank Group Corporation）社长孙正义在接受《日经亚洲评论》采访时宣称，

由于超级智能（Superintelligence）不仅将会被用来预防无法治愈的疾病、用于预防自然灾害，而且还可以用来减轻人们不快乐（例如寂寞）的经验和情绪，在未来，人类的平均寿命将很快达到 100 岁以上，而且还可能超过 200 岁。到时候，人类和智能机器人将共同生活，一样在街上走，在天上飞，在海里游……人类将和智能机器人一样，迎来前所未有的无限宽阔的生活和生命空间 [1]。

然而，现实往往比任何理论、想象都更精彩。被称为有文字记录的全球最长寿的人李清云老人据说就活了 256 岁，一生先后娶了 23 位妻子，养育了 180 位子女。相关研究介绍，李清云又名李庆远、李青云、刘远昌、周亮、王尧峰，等等，原籍云南省或上海，生于清康熙十八年（1677 年），先后历经雍正、乾隆、嘉庆、道光、咸丰、同治、光绪、宣统，卒于民国二十四年（1933 年），是位堪比彭祖的长寿传奇人物。据说，李清云老人常年在重庆开县生活，以卖草药兼行医为生。不饮酒、不喝茶、不抽烟，吃饭定时定量，早睡早起。每有闲暇，就闭目静坐。打坐时间久了，就四下行走、散步，或者到附近约人打牌。从 20 世纪 20 年代起，本地媒体如《万州日报》以及全国性的主流媒体如《申报》和英文的《字林西报》，都纷纷报道了李清云的事迹。1933 年 5 月，美国《时代》（Time）杂志以《龟雀狗》（Tortoise-Pigeon-Dog）为题，详细介绍李清云老

---

1 孙正义.300 年内人类平均寿命将超过 200 岁 [EB/OL].TOM 新闻，news.tom.com.

人长寿养生之道，总结出老人的长寿秘诀就在于："保持一种平静的心态，坐如龟，行如雀，睡如狗。"[1] 2002 年美国人奥尔森（Stuart Olson）还专门根据老人的事迹，编写了题目为《不朽道士的气功教学方法：李清云大师的八项基本练习》（Qigong Teachings of a Taoist Immortal：The Eight Essential Exercises of Master Li Ching Yuen）的一本书，书中介绍了据说是李清云自创的八段锦练功方法。

生于 1931 年的美国著名超模卡门·戴尔·奥利菲斯（Carmen Dell' Orefice）是世界 T 台上最年长的模特。从 15 岁登上《Vogue》的封面成为最年轻的封面女郎并开始做模特的艺

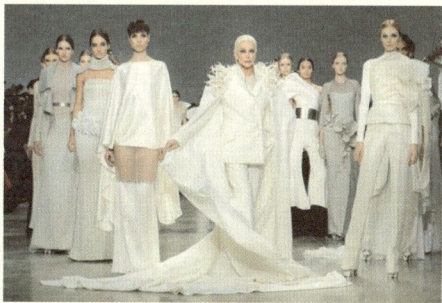

"80 后"卡门走秀

术生涯，期间六度登上《时尚》（《Cosmopolitan》）杂志封面，十四次担任世界级著名化妆品广告模特儿，到"80 后"的今天，她依然是各大品牌的宠儿：爱马仕（Hermès）邀她展示新品，迪奥（Dior）请她去助阵，她代言的劳力士（Rolxe）广告也常常出现在《Vogue》《时尚芭莎》（《Bazzar》）等顶级时尚杂志中……2013 年，时年 82 岁的卡门在巴黎时装周压轴出场，与一众年龄不到她四分之一的年轻超模们站在一起，她依然艳

---

1 李清云——全球最长寿的人 [EB/OL].360 百科，baike.so.com.

光四射、魅力超群，在最苛求年龄和容貌的模特界谱写了一曲最传奇的 T 台浪漫曲。

卡门童年时生活十分拮据，因父母离异，跟随母亲生活的她曾被寄放在孤儿院生活，家里常常穷得连房租都交不起。年轻时当模特有收入，她不仅要替母亲交房租，还要接济出走的父亲、贴补丈夫。晚年更遭遇美国历史上最大的诈骗案，其毕生积蓄被巨大"庞氏骗局"设局者前纳斯达克主席伯纳德·麦道夫（Bernard L. Madoff）悉数骗取。无论是一而再再而三的婚姻失败，还是积蓄一次又一次地变得一无所有，跌宕起伏的生活从来没有让卡门对人生失去希望，优雅、乐观和自信始终与她如影随形。这位十多岁就已经能拿到 12 美元周薪的模特，现在不仅会戴 28 美元的饰品，而且还会使用一年只要几美元的护肤品。而且，尽管爱情和男人可以说让她吃尽了苦头，但她依然坚定地说："不管我要放弃什么，我都不能放弃爱情。"

古人年龄称谓

　　人生十年曰幼，学。二十曰弱，冠。三十曰壮，有室。四十曰强，而仕。五十曰艾，服官政。六十曰耆，指使。七十曰老，而传。八十、九十曰耄，七年曰悼，悼与耄虽有罪，不加刑焉。百年曰期，颐。

　　（译文大意：十岁称为幼，是入学读书阶段。二十岁称为弱，行冠礼后进入成年人行列。三十岁称为壮，到了娶妻生子、成家立业的阶段。四十岁称为强，在社会上成为中坚了。五十岁称为艾，可以进入政府担任公职了。六十岁称为耆，能够发号施令指挥他人了。七十岁称为老，轮到向后人传授、办理移交了。八十岁、九十岁称为耄又称耄耋，耄和称为悼的7岁小孩子即便犯错有罪，原则上不用服刑狱。百岁称为期，现在你就等着孝子贤孙来侍奉，颐养天年好了。）

——《礼记·曲礼上第一》

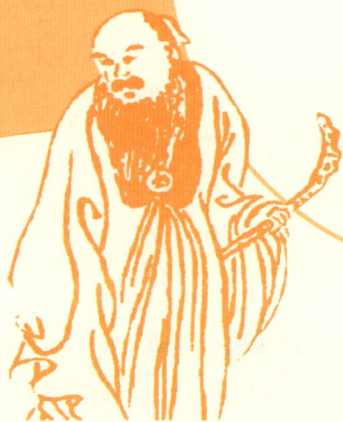

Meiyoushenqi
De Shenqi
Changshouxiang
Pengshan

没有神奇的神奇长寿乡——彭山

第三话

　　但凡被称为"长寿乡"的地方，总会有那么一点点"天生一个仙人洞"之类的自然优异因素。冲绳的碧海蓝天、罕萨的绝世独立以及巴马的命河魔洞、麻阳的龙霖甘露……不一而足。2007年被中国老年学学会评选为"中国长寿之乡"，成为首次正式以中国命名的国家级长寿地区的彭山县，与同期被评为中国长寿之乡的湖南麻阳、福建永福以及之后跻身长寿之乡行列的湖北钟祥、广西巴马、江苏如皋等比较，不仅在区位环境方面极其普通，更没有得天独厚不可复制的优异天然资源。

　　如果不是和彭祖沾亲带故，和全国两千来个县中90%条件相仿的彭山，可以说基本上就和长寿没有多少关系。

彭祖故里话长寿

彭山位于四川盆地西部，地处岷江中游，全县总面积 465 平方千米，总人口约 33.57 万人。地理坐标为东经 103.40 度至 103.59 度，北纬 30 度 7 分至 30 度 21 分，海拔高度 410 ～ 711.6 米。全县地形呈西北高，东南低。

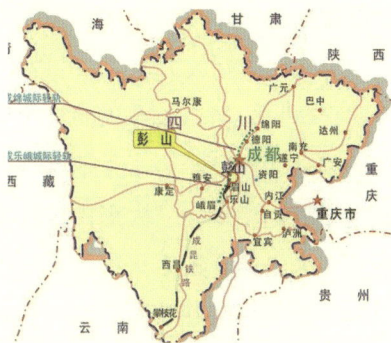

彭山区位图

中部为平原，东西部为浅丘，平原面积仅占 32%，剩余的 68% 基本为丘陵。该地属亚热带湿润季风气候区，全年雨量充沛，年平均降雨量为 909 毫米。四季分明，光、热、水条件优越。7 月份平均气温为 25.7℃，1 月份为 6.3℃，极端气温最高为 36.9℃，最低为 –3.6℃，年平均无霜期为 313 天。

彭山古名又称为武阳。自公元前 316 年遭秦灭蜀置县，至今已有 2300 多年历史。西汉年间王褒所写的《僮约》中记有"武阳买茶""烹茶尽具"等内容，说明在汉代四川产茶已初具规模，而这里也因此形成了世界最早的茶叶市场"武阳茶肆"。早年岷江航运鼎盛时期，这里也是主要的水码头之一，一度号称"日有行船数百艘，夜有万盏明灯照码头"，其兴旺繁华由此可见一斑。

彭山被认为是和徐州齐名的彭祖故里。史载彭祖流寓彭山，卒后葬于彭祖山（又称彭蒙山），寿命高达 800 岁。也有说法认为彭祖就是彭山土生土长、货真价实的彭山人，《华阳国志》里就说"彭祖本生蜀""彭祖家其彭蒙""彭伯克邳"，因为攻克了邳而受到殷王嘉奖，并因此受领"邳"作为自己的封地。因此，邳、彭城以及今天的徐州地方，其实不过是彭祖因功受封的领地而已，相当于是他统辖办公的地区，完全不等于彭祖的祖籍或出生地，"大彭氏国"实际上正是他在封地上建立起来的个人王国。武丁灭彭后，彭祖落叶归根重新回到生养自己的故里，不再与朝政有染，一门心思钻研、实践健康长寿养生之道。彭祖创立并流传下来的以"行气导引术、膳食疗养术、房中调摄术"以及"适身、通神、一志、导心"八字要诀为核心的长寿养生文化，被现代科学证明是自成体系、内涵丰富的健康长寿养生之道，具有很高的科学研究价值，被视为中华民族的瑰宝。

西晋文学家李密则是如假包换的彭山本地人氏。李密为侍奉祖母而谢绝入朝为仕，特地撰写《陈情表》向晋武帝讲述祖母养育之恩，并感谢晋武帝对自己的提携知遇之恩，字字动人，句句精彩，被认为是中国文学史上抒情文的代表作之一。尤其是字里行间真情流露，孝心拳拳，晋武帝阅后深受感动，不仅赦免李密抗命无罪，还特别赏赐奴婢协助他侍奉祖母，传为千古美谈。世间于是有"读李密《陈情表》不流泪者不孝"的说法，在彭山更是无人不晓的佳话。

作为"中华第一寿"彭祖长期寓居养生之地，又是被尊为"中华第一孝"李密的故里，彭山素有"忠孝之邦　长寿之乡"的美誉。在彭祖的养生文化和李密的孝道文化"润物细无声"般熏陶哺育下，彭山人处事宽容豁达、以和为贵，尊老敬老、睦亲友邻蔚然成风。淳厚质朴的民俗民风为彭山奠定了良好和谐的社会人际关系，形成了颇具特色的"高寿者众，百岁者多"区域长寿现象。

从 2006 年开始，中国老年学学会为探索和总结我国地区性健康长寿的规律，宣传各地独具特色的长寿养生文化，倡导健康、科学、文明的生活方式，以创建经济、社会、人口、资源、环境协

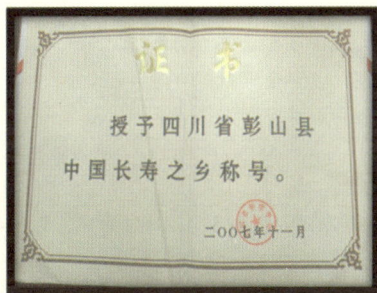

调发展的社会环境，并按照"科学、公开、公正"原则，首次在全国启动"中国长寿之乡"评审认证工作。2007 年，中国老年学学会派出由中国社会科学院和北京美兰德信息公司相关研究人员组成的"中国长寿之乡"评审委员会到彭山进行实地考核调研评比，查验核实由彭山县按照《"中国长寿之乡"评审方法》申报的长寿数据，最终确认了彭山关于长寿老人的全部数据，宣布彭山符合中国长寿之乡评审条件（参见表 3-1、表 3-2），正式授予彭山以及麻阳、永福"中国长寿之乡"的桂冠，这也是官方首次评审认证的、被冠以"中国"名号的长寿之乡。

表3-1   中国长寿之乡彭山必达指标及结果

类 别	项 目	长寿乡达标要求	彭山县核实结果	结论
前提条件	1. 评定地区	县级、市、区、旗	建制县	符合要求
	2. 户籍人口	10 万人	33.5 万人	符合要求
必达条件	1. 长寿代表性	百岁及以上老年人占总人口 7/10 万以上	百岁及以上老年人占总人口 13.13/10 万	达标
	2. 长寿整体性	人口平均预期寿命比全国高 3 岁	平均预期寿命 76.7 岁（全国平均水平 72 岁）	达标
	3. 长寿持续性	80 岁以上老年人占总人口比例 1.4% 以上	80 岁以上老年人口占总人口的 2.26%	达标

资料来源：彭山县老龄办《中国长寿之乡申报材料汇编》

表3-2   中国长寿之乡彭山考核指标及结果

项 目	长寿乡要求	彭山县核实结果	结论
近些年经济稳定发展，人均年收入不断增加	城乡居民家庭人均收入不断增加	2006 年比 2005 年：城镇＋8.4% 农村＋7.0%	达标
居民收入差距适中	基尼系数在 0.4 以下	本县：基尼系数 0.35	达标
实行基本养老保险制度覆盖面	年末参保人数比重超过全国平均水平	本县：年末参保人数占总人口比重 21.6% 全国水平：13.4%	达标
实行基本医疗保险制度覆盖面	年末参保人数比重超过全国平均水平	本县：年末参保人数占总人口比重 11.5% 全国水平：10.5%	达标

表3-2（续）

项　目	长寿乡要求	彭山县核实结果	结论
农村参加新型合作医疗制度覆盖面	农村参加新型合作医疗人数比重超过全国平均水平	本县：年末参保人数占总人口比重92.5% 全国：53.44%	达标
每千名老年人拥有老年福利类收养单位床位数	超过全国平均水平	本县：10.72‰ 全国：9.7‰	达标
贫困老年人都能获得政府的社会救助	贫困老年人都能获得政府的社会救助	社会救助比例100%	达标
每千人拥有卫生床位数	超过全国平均水平	本县：2.66‰ 全国：2.5‰	达标
每千人卫生技术人员数	超过全国平均水平	本县：4.63‰ 全国：4.2‰	达标
森林覆盖率	森林覆盖率不低于20%	本县：31.1%	达标
大气质量	达到或超过国家二级标准	达到并超过国家二级标准	达标
生活饮用水	达到国家GB/T5750-2005标准	达到国家GB/T5750-2005标准	达标

资料来源：彭山县老龄办《中国长寿之乡申报材料汇编》

彭山人的长寿生活

　　现在，拥有"中国长寿之乡"名号的长寿地区全国大约有70来个，但在这支长寿队伍中，彭山无疑显得有些另类。如前所述，它不仅没有巴马、麻阳这些地区所具有的出类拔萃的优越自然资源，而且地处千万级人口规模的省会中心城市大成都

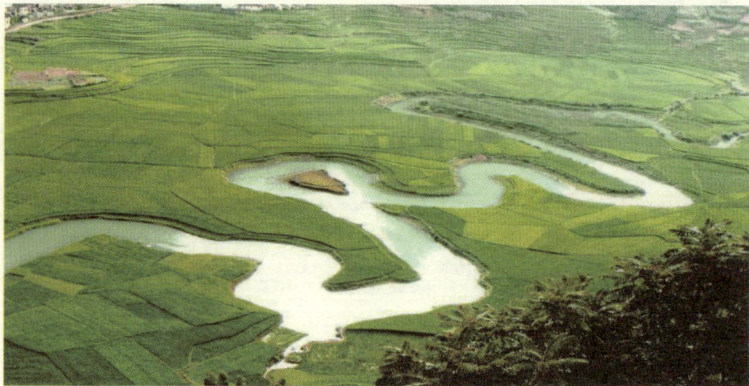

巴马"命"字河

中心区域，与绝大多数长寿之乡临山滨水的地域位置也大相径庭。迄今关于彭山长寿现象的研究大多偏重于自然环境条件，如空气、土壤以及饮水等物理性因素，虽然在一定程度上诠释了彭山长寿的原因，但这些所谓的彭山长寿现象研究的结果，总让人难免有种隔靴挠痒、雾里观花的感觉。

　　2009年西南财经大学人口研究所特别设立"彭山老年生活方式研究课题"，以之前较少为研究者重视的彭山人、尤其是作

为彭山长寿现象载体和象征的彭山老年人为对象，组织科研人员到彭山开展前所未有的入户抽样调查，从一个新的角度，以近乎素描的第一手资料解剖分析彭山区域长寿现象的真实状况。

1. 饮食节制，生活规律

绝大多数彭山老人饮食很有规律，而且有较好的饮食习惯，不偏食、经常吃蔬菜水果，长年累月粗茶淡饭，并且基本上都是和家人同桌吃同样的饭菜。古人说"食能以时，身必无灾"。老年人的消化系统功能不如年轻时强大，不按时进食，一餐吃得过多或过少，都会引起消化系统的不适。百岁老人黄旭英的饮食比较有代表性，她对饮食十分节制，三餐之外很少吃零食，偶而有爱吃的点心，她自然也会吃一点，但吃了之后，必定会在正餐中减掉吃零食相应的份量。我国古代养生学家十分重视节食与健康长寿的作用，被后世称为"医书始祖"的《黄帝内经》即有"饮食有节，度百岁乃去"。现代医学科学研究也证实了这一说法，指出让老年人胃肠经常保持在微饥饿状态，对大脑、植物神经、内分泌和免疫系统发挥正常的功能，能够产生良好的刺激作用，并能促使体内的循环得到调和与平衡，从而增强人体抵抗力，有利于延年益寿。"食愈少，寿益长"的观点正越来越被现代人所接受，成为了普及度极高的养身健体的常识和共识。

2. 豁达平和，知足常乐

彭山历史上是岷江上有名的水码头和茶盐粮油的集散地，

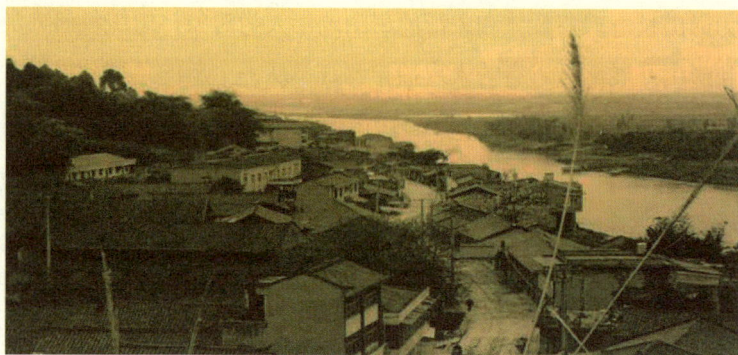

彭山江口古镇

当地居民经济上相对充裕,但这里的老人们自来喜欢布衣素食,生活上保持简朴,性格上大多开朗、恬淡平和,不孤独,遇到问题想得开,生活中不去计较家长里短,也不去过多地烦恼忧虑,铸就了他们知足常乐、和气生财的性情和处世哲学。彭山百岁明星谯吉轩老人认为自己的长寿之道就在于长期以来身体力行的"清淡观"。他说自己对"清淡"的理解就是:心地清静,身体清洁,言行清正,淡于名利,淡于饮食,淡于琐俗。现代研究发现情绪稳定与愉悦是心理健康的重要标志,它表明个体的心理状态相对平衡且机体功能相对协调。每当人愉快轻松时,其内脏功能将呈现出平稳、协调状态;当人的情绪消极忧郁时,人的机体和生理活动就会变化波动、出现异常甚至招致疾病。正如俗话讲的一样,心中快活便是长生不老药。大凡是心情开阔、乐观、豁达、宽容、笑口常开、知足常乐的人多能长寿,反之减寿者多。

3. 劳动锻炼，坚持到老

彭山老年人长年坚持锻炼身体的比例超过全国平均水平近20个百分点，张弛有度的锻炼是其健康长寿的动力源泉。尤其难得的是，绝大多数老年人并不因为自己年高体弱而放弃家务劳动，往往都在积极地承担自己力所能及的家务劳动。居住观音镇的百岁老人毛瑞清现在不仅还能穿针引线自己做缝补，还要挑粪肥打点自己家里的菜园；而家住谢家镇的百岁老人骆杨氏平时喜欢做家务劳动，身体硬朗，十分勤快，不仅自己种蔬菜，还要种泽泻一类的中药材。她闲暇时间不是到菜地里除草，就是在家做家务，简直就没有停下来的时候。103岁的公义镇岳桂英老人身体健康，是附近一带有名的草编能手，老人现在每天都坚持劳动，有时还要亲自下田除草。

"流水不腐，户枢不蠹""生命在于运动"。医学之父希波克拉底认为"阳光、空气、水和运动，这是生命和健康的源泉"。运动锻炼是老年人生活的重要组成部分之一，也是老年人参与社会活动的主要方式和途径之一，更是老年人保持身体健康的重要因素。彭山老年人从小养成的勤劳习惯，活到老，动到老，坚持做家务，坚持参加运动锻炼，使他们在一般人身弱体衰的年龄依然还血脉流畅，筋骨灵活，较少患病，成了他们健康长寿的重要保障。

4. 闲暇充实，睡眠营养

彭山老年人闲暇活动的内容相当丰富充实，不仅读书看报、唱歌跳舞，还有种花养草饲养宠物，而且书法绘画、棋牌体育在他们中间也非常具有人气。现在老人们常见的休闲方式，彭山老年人可以说无一或

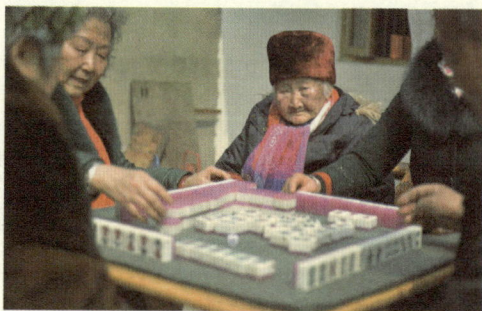
百岁老人梁学华最爱麻将桌边"抱膀子"

缺。特别是因为在农村的缘故，把帮子女做家务作为休闲的老年人比例尤其高，占到他们休闲内容部分约25%的程度。另外，充实多样的闲暇活动不仅能够让老年人生活内容丰富多彩，也让老人们不用再花费心思如何打发大把的空余时间。彭山老年人普遍表现出睡眠质量高、睡眠时间长的特点，这和他们张弛有度的生活节奏和内容不无关系。观音镇103岁的黄旭英老人也好，公义镇103岁的岳桂英老人也好，青龙镇105岁的周学英老人也好，其共同的特点就是睡眠好。能干能吃的毛瑞清老人每天要睡十多个小时。民间自来有"多睡觉胜吃补药"的说法，睡眠与身体健康关系十分密切，长期失眠会导致机体免疫功能下降，抵抗力降低，诱发各种疾病发生。高质量的睡眠不仅保证了老人们的休息，而且对修补、提高老人们的免疫系统机能，促进他们的新陈代谢和身体功能恢复都发挥了非常积极的作用。

5. 邻里和谐，朋友终身

彭山老年人最喜欢来往的对象是老朋友和邻居，获得信息

的途径主要也是朋友，闲暇活动选择的也多是与朋友聚会，这一现象极其形象地说明了彭山老年人有个和谐稳定的生活社交圈子。《周礼》记载："五家为邻，四邻为里。"我国是礼仪之邦，从古至今都注重邻里关系，"孟母三迁""远亲不如近邻"，以及"千金置宅、万金买邻"等，都是社会上广为流传并为人们喜闻乐道的谚语典故。彭山老年人和谐的邻里关系，不仅营造了非常友好的生活环境，而且人生一辈子朋友彼此一路相帮相助，很大程度上排解了老年人常见的孤独和忧郁,也增添了"独乐乐不如众乐乐"的快活氛围。

社会支持理论十分认可地缘和社区的支持因素，认为这种支持将为老年人减轻心理应激反应，缓解精神紧张状态，提高他们的社会适应能力。朋友邻居关系是社会支持网络的重要构成之一，其重要性有时甚至会超过子女和配偶。因为子女与父母之间存在着年龄差距和代沟，加上工作劳动的内容不同造成信息的不对称，所以比较起来，同年代一起长大的邻居朋友也许拥有更多共同的生活经历和人生经验，无论认识和想法还是话题内容可能会有更多的共同语言相互会感到更投机一些；而如果是自己的老伴，彼此成天到晚在一起，你知我也知，互相弥补充实的程度相对邻居朋友又可能相对会弱一些。

6. 儿女孝顺，夫妻亲密

彭山老年人普遍觉得自己与家人的关系和睦，近90%的老人不是和老伴就是和子女居住在一起，独居的老人仅为9.92%。

同时，近 1/3 的老人可以从子女那里获得经济支持，90% 的老人的日常开支能够通过家庭内部得到解决。百岁老人李万氏的儿媳谢学芳日复一日、年复一年不辞辛苦地照护老人，就是彭山家家户户孝亲敬老的具体写照和缩影。特别值得一提的是，彭山老年人大多数表示和配偶关系亲密，近 1/3 的老人和配偶还有正常的性生活。社会支持理论把血缘关系、姻缘关系列为第一支持要素。血缘家庭关系无疑是老年人获得情感支持的最重要来源，在同代人中，配偶是老人获取情感支持的最主要对象；在代与代之间，晚辈是长辈情感支持的最主要提供者。上述方面清晰地勾画出彭山区域健康长寿现象背后鲜活的亲情脉络，这一和睦的家庭关系为老人们提供了非常有力的精神慰藉和非常坚实的生活支持。

彭山长寿人人乐

彭山现在生活着约 50 来位百岁老人。百岁老人的人数是中国长寿之乡评审标准中的代表性指标，10 万人中百岁老人必须占到 7 人以上，是衡量能否入选中国长寿之乡的最重要指标条件。2007 年，彭山以百岁寿星在 10 万人中占到 13.13 人的超高指标，与排列其后的湖南麻阳和广西永福一起获得首批中国长寿之乡的美誉。

彭山戴上长寿之乡桂冠后，受到来自五湖四海寻求健康长寿者的顶礼膜拜。不少人发现，这里七八十岁的老人走路生风，八九十岁的老人依然下田劳作，九十多岁的婆婆还在飞针走线，甚至百岁老人还能挥耙晾晒稻谷……一幅幅牧歌式的健康长寿生活场景，让人仿佛身临福地仙境。

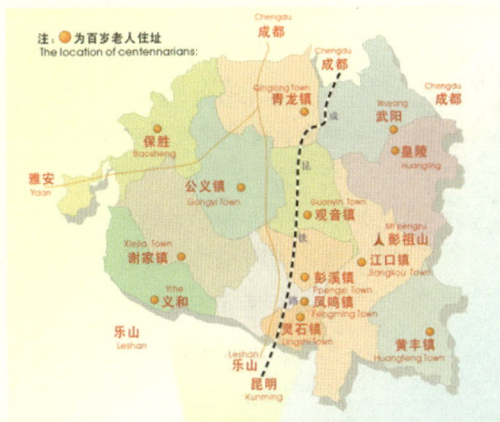

彭山百岁老人分布图

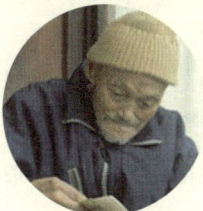

健康长寿个案 1: ★

学而不已的
谯吉轩老人

居住彭溪镇兴崇村 6 组的谯吉轩老人出生于 1903 年，是彭山县殿堂级的百岁寿星，中央电视台《走遍中国》栏目组拍摄《长寿之乡——彭山》专题片时就对他进行了采访。

老人身体健康，耳聪目明，现在生活依然基本能够自理，早晚还要在院子里练一套据说是彭祖发明的十二月养生拳。老人有午休的习惯，常喝牛奶、吃鸡蛋和零食。他不仅爱喝土酒抽当地出产的叶子烟，并且还擅长自己烤酒，每顿可以喝 2 两白酒。

老人性格开朗，尤其难得的是喜欢读书看报，和晚辈们一起谈论报刊上学到的新鲜事物是老人最享受的恬淡时光。

健康长寿个案 2: ★

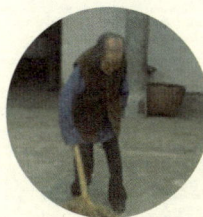

一生节俭勤劳
的陈秀兰老人

家住公义镇红旗村 4 组的陈秀兰老人 103 岁了，但记忆力却十分惊人，几十年前的事情都还记得清清楚楚。

儿子高久明说母亲一生十分节俭，从不挑食，有时候买来牛奶和鸡蛋给她补身体，她都觉得是浪费。

媳妇杨学英伺候婆婆多年，她认为婆婆长寿的原因应该和她多年来始终如一的生活习惯有关。最近二三十年来，老人每晚都是 9 点左右便入睡，第二天早上 6 ~ 7 点钟起床，雷打不动。

陈秀兰老人最大的特点就是爱劳动，

从来闲不住，虽然两年前左臂摔坏了，但她现在仍坚持用一只手做力所能及的事。

健康长寿个案3：★

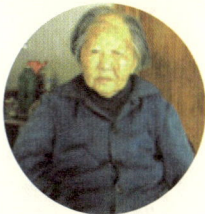

豁达开朗的
徐学兰老人

今年高寿104岁的徐学兰老人家住锦江乡武陵村8组，虽然已是百岁老人，但仍显得十分精神，说起话来声如洪钟。老人膝下有一女三子，现在和65岁的小儿子曾尚荣住在一起，其他子女轮流负责老人的生活起居。

说起老人家长寿的秘诀，年近古稀的曾尚荣说："我老母亲就是个'老欢喜'。"街坊邻居介绍，徐学兰老人为人谦和，几十年来从未和别人红过脸、斗过气。平日里三个儿子都很孝顺她，嫁到彭山县牧马镇的大女儿虽然已经年过八十，但仍坚持每月过河来看望母亲，和母亲拉拉家常、说说贴心话。

作息规律也是老人长寿的秘诀之一。无论晴雨，老人都坚持六点起床、晚上八点入睡，其他时间就帮着家里做做家务，含饴弄孙享受天伦之乐。

徐学兰老人从不抽烟喝酒，饮食方面唯一的喜好就是吃肉。曾尚荣介绍，他母亲不到80岁牙齿就掉光了，但老人家不需要假牙就可以和正常人一样咀嚼食物，一般老年人咬不动的瘦肉，竟然也是老人的最爱。

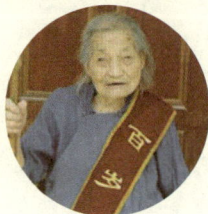

早晚泡脚的
郑碧华老人

郑碧华老人家住谢家镇邓庙村9组，虽然已是107岁高龄，但老人身体硬朗，头脑清晰，耳聪目明。

她儿子罗洪生介绍说："我妈长寿的原因，肯定和她常年泡脚有关。"老人泡脚的习惯已经保持了数十年，每天早晚都要泡一次脚，春夏一般泡二十分钟左右，秋冬要泡半小时。以前老人总是自己烧热水来泡脚，现在年龄大了，家人不让老人自己动手，每天都把烧好的热水端到老人面前，让老人泡脚。

儿子对老人十分孝顺。老人喜欢吃肉，但牙齿不好，儿子便常常炖肉给她吃；不能吃硬的东西，就买蛋糕、香蕉给她吃。老人的胃口现在依然很好，吃饭端大碗，每顿饭要吃3两米饭、2两肉类。

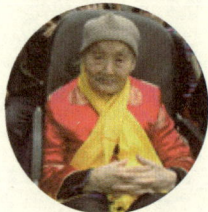

有媳胜女的
李万氏老人

家住观音镇七一村7组的百岁老人李万氏喜欢与人交流沟通，她爱说爱笑，一有时间就喜欢出去跟邻里聊天。

2007年李万氏老人不幸摔伤，导致股骨骨折，行走不便，老人的儿媳谢学芳便每天都推着她出去逛逛。谢学芳是乡亲们公认的好媳妇，对老人很孝顺。

自谢学芳再婚到李家后，就再也没让老人做过半点活路，并且坚持每天为老人梳头，定期为老人洗澡、换衣。老人股骨骨折后行走不便，为了让婆母健康生活，谢学芳每天都要背老人到院坝里晒太阳，呼吸新鲜空气。老人喜欢吃绿色蔬菜，谢学芳就变换花样做给老人吃。老人喜欢吃软和的食品，谢学芳就又给她买蛋糕，熬肉稀饭。

近年来儿子儿媳在家不远处承包了鱼塘养鱼，由于农活繁重不能时常回家，他们便专门把老人接到承包点来一起住，好方便照顾老人。每当媳妇推她出门，李万氏老人逢人便要说："我现在走路不方便，还是可以出去耍呀。这个媳妇比女儿都好。"

健康长寿个案6: ★

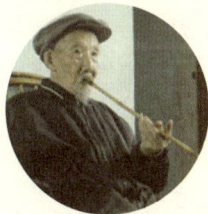

喝酒抽烟的
帅纪元老人

彭溪镇龙门桥村1组的帅纪元老人出生于1909年，现已年满108岁，一杆比寻常烟杆几乎长一倍的烟杆是老人的招牌。他一直喜欢抽叶子烟，每天至少要吸10多杆。他还特别爱吃鱼肉，每餐能吃2两米饭、3两肉。而且，他也爱喝白酒，几乎每天都要喝2～3两。

老人能识文断字，是同龄人中不多的"秀才"级人物，现在还常为人看生辰。老人的子孙对他非常孝顺，是村里有名的孝子，被彭山县政府授予"孝子之家"的称号。

健康长寿个案 7:★

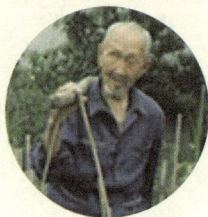

能吃能干的
毛瑞清老人

1907 年出生的毛瑞清老人是观音镇陈家村 10 组的人，今年已经 110 岁。他性格平和，稳重，生活能够完全自理，自称没有什么忧愁烦恼，每天睡眠十多个小时。

老人最让人感叹的是视力极好，现在都还能自己穿针引线。并且，他身板硬朗，脚步稳健，依然可以肩挑 70 ~ 80 斤重的粪肥。

老人不挑食，喜欢吃蔬菜，但也喜欢吃肉，一顿饭能吃 4 两米饭和半斤肥肉。他爱喝酒，一次能喝半斤白酒。常吸叶子烟，每月要抽 1 斤以上的土烟。

老人的儿子媳妇对他十分孝顺，他有个弟弟，也是 90 多岁的高龄老人。

21世纪新年龄组划分标准

据称世界卫生组织（WHO）根据对全球人体素质和平均寿命进行测定的最新结果，对迄今的年龄划分做出了改变，新的标准规定人生分为五个年龄段：

1. 0～17岁：未成年人组；

2. 18～65岁：青年人组；

3. 66～79岁：中老年组；

4. 80～99岁：老年人组；

5. 100岁以上：长寿老人组。

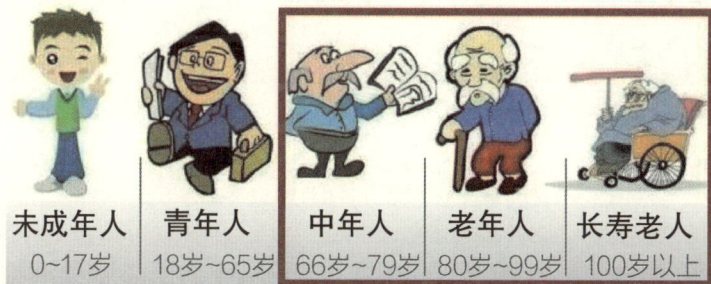

未成年人	青年人	中年人	老年人	长寿老人
0~17岁	18岁~65岁	66岁~79岁	80岁~99岁	100岁以上

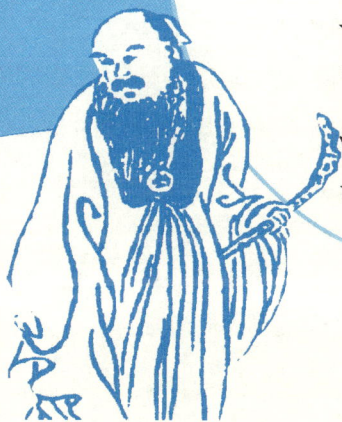

Jiangkang
Changshou
Youzhangfa

健康长寿
有章法

第四话

　　说起健康长寿的窍门、秘诀，每个人无疑都可以随口讲出一大套个人的心得体会，餐风宿露，晨钟暮鼓，这样功那样拳，真正见效的或许不多，自娱宽心的其实大半。世界卫生组织经过多方面的研究，指出："人的健康长寿7%取决于自然环境，8%取决于医疗条件，10%取决于社会条件，15%取决于遗传，而60%取决于其生活方式。"通过明晰的数据指标具体量化了影响制约健康长寿的各种因素的作用。

　　不难看出，自然环境和遗传这两个因素固然重要，但对健康长寿的影响力远没有人们通常想象得那样显著。

彭山长寿名堂多

中国科学院地理所王五一研究员从地理环境角度研究长寿，他在与杨林生等人合写的论文《地理环境与健康长寿》中指出，以第四次人口普查为基础绘制的《全国百岁老人 2/10 万

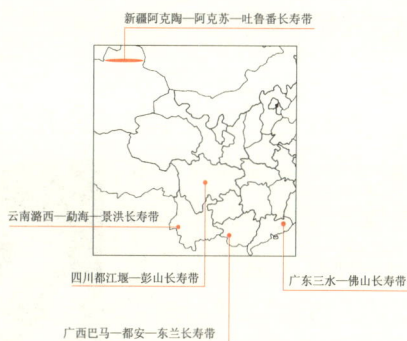

中国五大长寿带图

的县域分布图》为基准，可以看到我国存在五大长寿带，即广西巴马—都安—东兰长寿带，广东三水—佛山长寿带，四川都江堰—彭山长寿带，云南潞西—勐海—景洪长寿带，新疆阿克陶—阿克苏—吐鲁番长寿带[1]。彭山虽然跻身五大长寿带队列之中，可是与自然环境条件优越的少数民族地区相比，其在自然地理环境方面的短处根本无法与其他地区相提并论，即便与同一条长寿带另一端的都江堰相比较，面对闻名遐迩的"拜水都江堰问道青城山"的"天下秀"自然环境，任何人似乎都会理所当然地认为赢取首个"中国长寿之乡"桂冠的应该是都江堰而不是彭山。

在自然地理环境这个健康长寿"硬件"条件上有"硬伤"

---

1 王五一，杨林生，等 . 地理环境与健康长寿 [R]. 中国地理学学术年会，2007.

和"短板"的彭山，为什么能超越绝大多数"天资丽色"的地区成为中国健康长寿的排头兵，在促成彭山区域长寿现象形成的过程中哪些因素发挥了重要作用，不仅让专家学者感到兴趣，而且同样也吸引着社会的普遍关注。

1. 性命、性命：性就是命

作为彭祖修道升仙之地，一提到彭山区域长寿现象，最让人产生联想、也最容易引发人兴趣的无疑就是它与性的关联了。不单是彭祖养生经里堂而皇之地大讲特讲如何施行"房中调

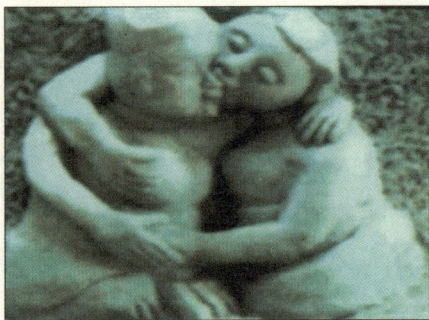

天下第一吻

摄"即通俗所讲的房中术延年益寿，被浪漫诗人郭沫若命名的江口镇汉代崖墓石刻"天下第一吻"无疑更是一个最直观和最具说服力的招牌广告，将彭山长寿形象地与性划上了等号。

众所周知，尽管孔老夫子早就说过："饮食男女，人之大欲存焉"，民间也普遍认可"食色性也"的观点，但长期以来我国却一直谈性色变，男女授受不亲，性、性生活问题被视为不可越雷池半步的禁区，彭祖领先世界的"房中调摄"养生文化长时间被人戴着有色眼镜审视，甚至一度成为了代言色情、淫秽的标志。今天，无数的科学研究和临床数据业已证明适度性生活有益于身心健康，和谐的性生活能让人精神愉悦、强筋

健体，是让人驻守青春和焕发活力的灵丹妙药，正如莎士比亚所说的一样："爱情，能够使每一个器官发挥双倍的功能。"

　　而且，这个结论对于青年人是如此，对于老年人亦是如此。过去不少老年人随着年事增高生理发生变化，加上疾病、体衰以及传统封建观念的影响，总认为性生活对自己已经不重要，老了就应该"清心寡欲"。这种认识无疑是不正确的。国外一项统计显示，约 70% 的 68 岁男性和 25% 的 78 岁男性仍保持着有规律的性生活。在 50 岁、60 岁、70 岁的中老年女性中，保持有规律性生活者分别为 88%、76% 和 65%[1]。虽然他们的性生活和青年人概念中的性生活可能相去甚远，所谓"少年夫妻老来伴"，老年人的性生活更加偏重"情"减少"性"。但如叔本华说过的一样，"性爱是人们努力一生的终极目的"，现实中大多数老年人不仅可以有持续的性兴趣、性能力和性满足，而且完全能够保持和年轻人同样活跃的性生活。

　　作为中华长寿始祖彭祖的故里，千百年来彭祖创立的养生文化在彭山繁衍流传，彭山人祖祖辈辈受其陶冶教化，形成了一道独特的人文景观。在彭山江口镇发掘的汉代崖墓石刻中，有两幅名气非常响亮的浮雕石刻。一幅是被当地人戏称为"炟耳朵"（四川方言，指惧内的男人）的"夫妻和睦图"，图上内容是丈夫在做饭，妻子在旁边说笑，栩栩如生地再现了当时男女平等、家庭和睦的生活图景。另一幅就是在前面提到过的"天下第一吻"，这幅石刻原名"秘戏图"，刻画的是一对青

1　个人图书馆.百万国人性生活大调查 [EB/OL].www.360doc.com/.

年男女接吻恩爱的情形。当年郭沫若先生看到后大为感叹，亲自为其题词命名。如此通俗直观公开地表现百姓夫妻生活题材的作品在我国并不多见，男人做家务在崇信"男尊女卑"

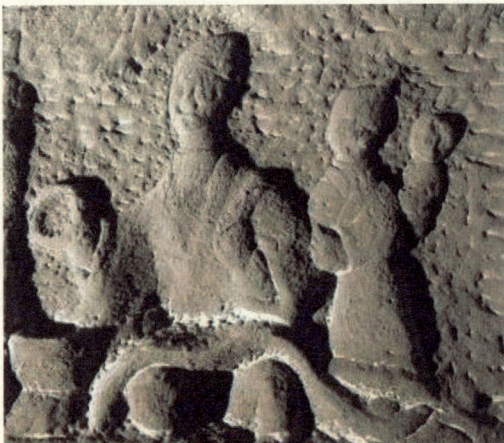

夫妻和睦图

的封建时代明显有悖常理，而赤裸裸张扬男女性爱秘戏在过去则似乎更加离经叛道，这一现象不仅清楚地彰显了彭山在性观念领域作为先行者的重要地位，并且更加直白地诠释了彭山人夫妻恩爱和谐、性生活愉悦的状态。

彭山人至今保留着对性和男女关系的自然态度，男女平等恩爱的情形（当地人称之为耙耳朵现象）在这里十分平常，处处可见。在西南财经大学人口研究所对彭山老年人做的问卷调查中，面对涉及个人私密性极大的性问题提问，彭山的老年人也坦然应对，超过 36.69% 的老年人清楚表示性生活对自己十分重要，多达 29.3% 的老人保持着充分的性生活。几乎超过半数的老人都认为自己和配偶关系亲密，觉得自己和配偶的关系较好的老人也接近了半数——考虑到性问题的隐晦性，可以认为这就是老人们实际上认可自己性生活圆满的一种表述，他们的性生活属于亲密和谐的类型，源自彭祖的性文化的潜移默化促进了老人们的性生活和谐圆满，进而也有效地促进了人们的健康长寿水平。

彭祖开创的长寿养生文化融会东方智慧，堪称中华瑰宝。它主要经由彭山人民世代传承延续至今，不仅启蒙教化了一代又一代的彭山人，而且浇铸了今天彭山区域长寿的核心和根基，让彭山成为了一块演绎和弘扬长寿养生文化的无上道场。

2. 孝亲敬老人长寿

彭山县的保胜乡龙安村就是晋书《陈情表》作者李密的出生地。李密字令伯，初仕蜀汉，后官西晋，是西晋著名的文学家，《华阳国志》称他"博览五经，多所通涉，机警辨捷"。他出生仅六个月父亲便逝世了，四岁时母亲又改嫁，从小由祖母刘氏抚养长大。李密素有孝名，史书记载他作为蜀汉尚书郎出使东吴时，曾与吴主有一段关于兄弟的对话。吴主说"宁为人弟"，可李密却说"愿为人兄"，吴主问"何以为兄"，李密回答"为兄供养之日长"。片言碎语，形象地衬托出了李密一颗拳拳孝心。

《陈情表》原是李密写给朝廷的奏章，主要阐述自己为照护96岁祖母而无法应诏入朝的缘由："臣无祖母，无以至今日，祖母无臣，无以终馀年。母孙二人，更相为命，是以区区不能废远。臣密今年四十有四，祖母刘今年九十有六，是臣尽节於陛下之日长，报刘之日短也。乌鸟私情，愿乞终养。"全文真情流露，辞语恳切，委婉动人，连骄奢蛮横、昏庸荒淫的一代枭雄晋武帝司马炎读后也大为感动，御批"士之有名，不虚然哉"，不仅同意他暂不奉诏入朝任职，还嘉奖他孝敬长辈的诚心，指令所在郡县发给他赡养祖母的费用。《陈情表》以侍亲孝顺之心感人肺腑，千百年来一直被人们广为传诵，影响深远，以致世上有"读诸葛孔明《出师表》而不流泪者，其人必不忠；读李令伯《陈情表》而不堕泪者，其人必不孝"的说法，1939年毛泽东为《八路军军政杂志》题写发刊词时也特别引用了这段话，李密被后人冠以"中华第一孝"的美名。

"百德孝为始，百业孝为先"。孝的观念在我国源远流长，早在4 000多年前的殷商甲骨文中，就已经发现了"孝"字，《说文解字》解释"孝"的含义是"善事父母者。从老省、从子，子承老也"。孝字在间架结构上已经清楚展现了子承其亲的寓意，也昭示了人际世代轮替永续发展的深刻哲理。孝文化是中国文化最底色、最精粹的价值观念，《论语》说"天地计生，人为贵，人之行，莫大于孝"，《孝经》认为"夫孝，天之经也，地之义也，民之行也"。

李密辞官不就、专心侍奉祖母的孝道精神，一直深刻地感动着彭山人，始终激励着彭山人，以孝为荣、以孝为乐在李密故里蔚然成风，每一户长寿之家都有着一个个感人的孝亲敬老故事。彭山县"十佳孝子"毛守连每天为瘫痪卧床的母亲洗脚按摩，而且怕母亲屎尿不方便，每晚闹钟隔半小时就响一次，提醒他起床查看母亲大小便。毛守连的妻子从嫁进毛家起就没有闲过，服侍婆婆不嫌脏、不怕累，她每天早晨4点半就起来为婆婆熬稀饭，因为婆婆牙齿不好吃不了硬饭。老人瘫痪在床3年，从来都是全身干净，面色红润，精神矍铄，身上没有长一个疮，邻里乡亲都夸她有好儿子好媳妇好福气，而每当这种时候，毛守连夫妇总是说孝敬母亲是做子女的责任，没什么可说的。

彭山区谢家场社区和平街的陈玉英一家照顾无亲无故的老人毛述华64个春秋的事迹更是诠释彭山"孝亲敬老"的典范。

1953年，陈玉英

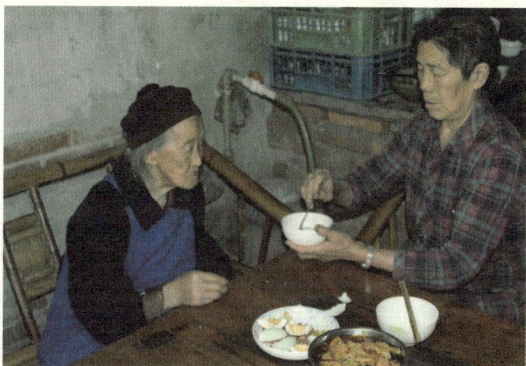

陈玉英照顾101岁的毛述华老人

的婆婆张玉辉收留了因丈夫和女儿去世而变成孤家寡人、生活也没有了着落的37岁的毛述华。1986年张玉辉去世，儿媳陈玉英毫不犹豫接过了赡养老人的重担。31年来，陈玉英每天早上给毛述华老人穿衣、洗漱、梳头、喂药、喂饭、喂汤，白天扶她去晒太阳，睡觉前要用热水给她洗脚，晚上还要给她端屎端尿、陪护睡觉。今年101岁的老人毛述华至今仍然记得当时陈玉英对她说的话："你放心，婆婆走了，我们照样对你好。"现在陈玉英的三个子女也经常会带着补品回家看望他们的"奶奶"毛述华，为了让老人开心，他们一年里总有三四次会开车载她出去旅游。

　　显而易见，李密身体力行的孝文化精神对彭山人世世代代的影响和教导作用十分巨大，孝文化倡导的和谐亲睦、爱老敬老，可以说是历代彭山人处世为人的基本规范和准绳，社会支持理论学者豪泽（House）和科博（Cobb）都把表达爱意、尊敬和敬慕的情感支持视为最重要的社会支持体现，尽管表达方式有所不同，但这一看法无疑和孝文化有一脉相通之处。西南财经大学人口研究所彭山老年生活方式调查的结果显示，彭山老年人85.12%表示从不孤独，近半数的老年人和子女一起居住，并表示愿意和子女一起居住，近77%的老年人认为和家人关系和谐。

　　在彭山保胜乡龙安村的天然绝壁上，李密的传人们镌刻了一个高4.9米、宽3.3米的巨幅"孝"字，寓意"事久见人心，三三见九，九九长寿"，向世人昭示了彭山人传承的"百善孝为先"这朵千年盛开不败的精神之花，将在厚重的历史文化陶冶下继续谱写着孝亲敬老健康长寿的新篇章。

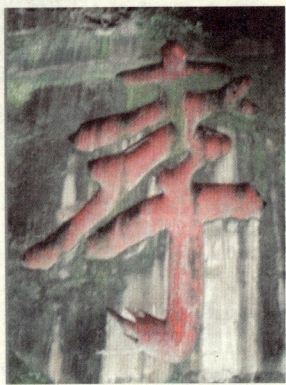

3. 公共卫生升级保健康

　　比照世界卫生组织开出的健康长寿配方，在人的生活方式之后，其对人的影响作用随遗传、社会条件、医疗条件和自然环境的顺序逐次减弱。而如果按照作用和公共性来看，社会条件和医疗条件原则上可以共同被归纳为社会环境因素，两者相加构成的社会环境因素对健康长寿的影响和作用达到18%的比重，远超过了遗传因素的影响力，成为仅次于生活方式对健康长寿发生功效的第二要素。

作为社会环境因素的核心，医疗设施条件对于保障健康的重要性无须赘言，可以毫不夸张地说，没有全社会医疗设施条件的不断提高和改善，就不可能有今天人类寿命的大幅度延长。彭山没有特别令人折服的优越自然条件，迄今既有的研究也没有发现这里存在不同寻常的优异长寿遗传基因，在彭山健康长寿现象形成过程中，较为完备的公共医疗卫生体系起到了非常积极甚至关键的作用。

根据彭山县的统计，彭山较早便基本实现了国家基本公共卫生服务 9 项免费项目对全县城乡居民的全覆盖，建立并完善了新型农村合作医疗制度，医疗设施多项主要基础指标都超过了全国平均水平，全县 25 万农业人口达到了 100% 参保（参见表 4-1）。

表 4-1　　　彭山与全国基本医疗设施状况比较

项　　目	彭山	全国
基本医疗保险制度覆盖面	11.5%	10.5%
农村参加新型合作医疗制度覆盖面	92.5%	53.44%
每千人拥有卫生床位数	2.66‰	2.5‰
每千人卫生技术人员数	4.63‰	4.2‰
每千名老年人拥有老年福利类收养单位床位数	10.72‰	9.7‰

资料来源：彭山县老龄办《中国长寿之乡申报材料汇编》。

彭山县有县人民医院、县中医医院、县妇幼保健院、县血吸虫病防治站、县疾病预防控制中心、县卫生执法监督大队6个县级医疗预防保健机构，有13个建制乡镇卫生院和5个地区卫生院，有1个社区卫生服务中心，175个村卫生站，形成了较为完善的农村三级卫生服务网络，基本做到了全县城乡居民"小病不出村，大病不出县"。

根据《彭山县农村贫困户医疗救助实施办法》和《彭山县农村新型合作医疗管理办法》，全县县乡医疗机构在门诊专门设立老年人挂号窗口，设立门诊导医台，门诊导医台为老年患者提供便捷服务；各医疗机构对老年患者优先安排住院治疗，缩短老年人排队等候时间，极大地方便了老年人看病难、治病难的问题。此外，医疗系统不断加强对老年人健康教育和预防保健的指导，为老年人提供健康咨询、行为干预和筛查以及一般的常见病、多发病诊疗，建立了百岁老人健康档案，健康教育普及率在县城达到85%，农村达到55%。

彭山县为了切实认真做好老龄工作，坚持将老龄工作列入党委政府重要议题事项，县委、县政府每年专题研究老龄工作问题6次以上。彭山县老龄工作委员是全县管理和实施老龄工作的常设议事协调机构，由县长任主任，分管财政的副县长任副主任，县财政、民政、宣传、妇联、团委、人社、公安、检察、教育、卫生、文体等县级部门为成员，下设正科级办公室，具体承担并处理老龄工作的日常事务。各乡镇、村（社区）都建立了老龄工作的相关制度，设有专门的老龄工作人员，有工

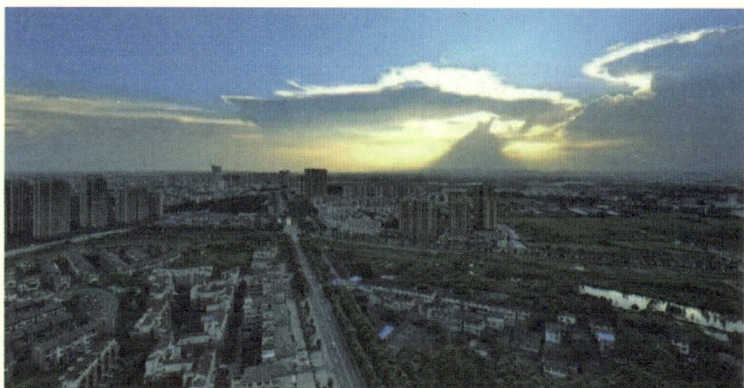

彭山新貌

作经费、办公地点以及活动场所。全县基本养老保险金实现了 100% 社会化发放，对失地农民、城镇失业职工全部纳入养老保障体系办理，按月发放养老保障金。政府对符合城乡低保条件的 60 岁以上老人全部给予了最低生活保障，年满 60 岁的人员还享受每人每年 720 元的扶助金补贴。并且，彭山县政府安排出专项经费，对百岁老人每月支付高龄补贴 300 元，对 90～99 岁组老人每月补贴 50 元，从 2011 年起 80～90 岁组老人也被纳入享受高龄补贴的范围。

　　特别值得一提的是，为了进一步保证老年人的经济来源和生活保障，彭山县将敬老教育纳入公民道德教育范围，每一个村、居民都签订有敬老、养老公约，敬老教育也列入了中小学德育教育内容。全县每年开展"十佳孝子"、"十佳长寿大使"、"十佳长寿之家"评选活动，在全县领域内大力倡导敬老、爱老、助老的新风尚。政府还特别制定了《家庭赡养协议书》和《家庭敬老保证书》，明确要求家庭成员承担对老人的赡养责任和义务，让老人们能够安心、无忧、体面地颐养天年，享受社会对他们付出的回馈。

彭山县通过相对完备的社会养老保障体系，编织了从政府到社会一套较全面和完善的社会支持网络，为改善和保全老年人的生理和心理健康起到了十分有效和直接的积极作用。彭山多次被四川省人民政府授予省老龄工作先进县、省级敬老模范县称号，2011年通过了全国第三轮敬老模范县创建工作审查。彭山县的一系列工作实绩和社会保健保障举措，不仅沿袭和弘扬了长寿之乡爱老、敬老、养老、助老的传统美德，而且在社会系统和功能上有效保证了长寿现象可持续稳定发展。

彭山健康长寿法则

　　追求健康长寿、甚至长生不老，是人类亘古不变的梦想和憧憬。而在现实中，人类寿命延长主要是科学技术和经济文化进步的结晶，是社会全面发展的重要标志，可以说社会经济条件、卫生医疗水平在更大程度上制约着人们的寿命。根据世界卫生组织 2010 年公布的《世界保健统计》报告，高收入和低收入国家的人均寿命差距巨大，发达国家的人均寿命基本都在 70 岁以上，而大多数发展中国家则依然较低，在 193 个正式成员中，位列榜首的日本女性人均寿命达到了 83 岁，而不发达贫穷国家行列的阿富汗和津巴布韦排在了世界长寿榜的末尾，仅仅只有 42 岁。同样生活在 21 世纪的人口在人均寿命上差距竟然达到了 41 岁之多，社会经济文化和卫生医疗发展程度对寿命健康的重要性由此可见一斑。

　　不过，在相同的社会条件下，每个人对健康长寿的追求不同，修身养性的法门不同，往往会对自身健康状况产生不一样的效果。从古到今，既有王侯将相在"上穷碧落下黄泉"寻神仙、求丹药，也有居士草民在吃斋念佛、打坐练气、强身健体，"蛇路鼠道，八仙过海，不一而足，各显神通"。千古一帝秦始皇派遣方士徐福带领三千

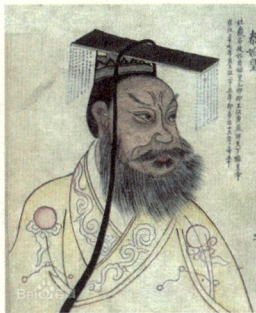

童男童女去海上仙山为自己寻访长生不老药可以说是家喻户晓的故事。也许正因为如此这般千方百计地搜求灵丹妙药延长自己的寿命，这位古今中外第一个称帝的"始皇帝"在人均寿命仅为20岁左右[1]的秦朝竟然活到了50岁，等于比同时代的人多活了一辈子。

彭山的百岁老人们自然不可能像秦始皇一样拥云作被、凿玉为床，他们之所以能活过两个秦始皇的年龄，其秘诀应该就在于他们在不知不觉中受到彭山健康长寿法则的潜移默化，在良好合理的个人生活方式、社会构建的卫生福利体系和博大精深的传统文化合力作用影响下，勤劳俭朴，友爱和睦，实现了个人的健康长寿，并且集体孕育了彭山"高寿者众　百岁者多"的区域健康长寿现象。

根据笔者对作为彭山长寿现象的载体和主体的老年人口拥有并体现的共同特点所进行的研究和整理，同时对彭山区域健康长寿现象凝聚并展现的显著特征所进行的提炼和归纳（参见笔者专著《中国彭山健康长寿法则研究》），可以清楚地看到，彭山区域长寿现象之所以形成，实际上主要就在于良好的生活方式和相对完备的卫生福利设施条件与以孝文化为代表的传统文化的共同有机合力作用，换言之，彭山区域长寿现象主要就是生活方式、卫生福利和传统文化三个要素有机结合并合力作用的结果。为简明起见将上述内容提炼并命名为彭山健康长寿法则，用下式表述：

---

1 林万孝.我国历代人的平均寿命和预期寿命[J] 生命与灾祸，1996（5）.

彭山健康长寿法则 = 生活方式 + 卫生福利 + 传统文化

生活方式对于健康长寿的重要性十分明显，但如果没有社会卫生福利条件的整体改善和提高，没有全社会整体一心爱老敬老的良好风气，良好科学合理的生活方式也许能够帮助和促进个体或者个别人的健康状况，但能否形成区域健康长寿现象也就是大众健康长寿则十分值得怀疑。正如中国老年学学会会长邬沧萍教授所讲的一样，"健康老龄化的目标是老年人口群体的大多数人健康长寿"[1]，而要做到这一点，卫生福利和传统文化两者缺一不可。

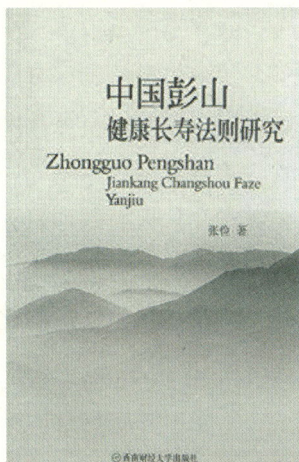

卫生福利是影响人们健康长寿的社会环境因素中最重要的条件。中华人民共和国成立前后人均预期寿命翻倍的情况就是对此最充分的说明。不过，卫生福利设施条件再完备，如果没有个人良好的生活方式和习惯，恐怕也很难达到和实现个体健康长寿的目的；而如果欠缺爱老敬老的社会风气，或许可以在一定程度上延长寿命，但正如今天部分发达国家老年人被称为"恍惚的人"一样，脱离社会，孤独寂寞没有关爱地活着，这样的活法无论对社会还是对老人自身恐怕都毫无积极意义可言。

---

1 邬沧萍.健康老龄化的科学涵义和社会意义 [R] 全国老年医疗保健研讨会，1995.

　　传统文化的内涵十分丰富，在这里重点指的是以孝文化为代表的爱老敬老传统。孝是中国人安身立命的基本价值观，它对于健康长寿也许没有生活方式和卫生福利那样的直接的影响和作用，但通过营造和谐亲睦爱老敬老的社会风气和环境，创造"老吾老以及人之老，幼吾幼以及人之幼"大同祥和氛围，能够非常积极有效地改善和提高老年人的心理情绪，让他们得到强有力的社会情感支持，心情舒畅、健康快活地颐养天年。这一点在社会整体老龄化的今天，尤其具有重要的社会意义和实用价值。

　　在彭山健康长寿法则中，生活方式因素在很大程度上属于个人的主观行为，卫生福利因素取决于社会和政府的有效作为，而传统文化因素则既需要个人的主观行为又需要社会政府的有效作为，两者必须有机地良性结合才能促成传统文化因素有效发挥积极作用。毋庸赘言，要创造并实现区域健康长寿，三者的有机融汇和有效合力既是其充分条件也是必要条件。

健康长寿法则启示录

　　老龄化作为今天最具影响力的一个全球性人口变化，已经在各个方面对个人、社区、国家和国际生活产生了深刻的影响，并将在许多方面以复杂的方式改变社会。而伴随着人口老龄化的深度发展，人们比以往任何时代都更渴望健康，希望长寿。但在漫长的历史进程中，健康长寿基本上属于极少数人享有的特权，对于绝大多数普通百姓而言，它就像可望而不可及的海市蜃楼一样，纯属一场梦幻憧憬而已。即便在今天谈论起健康长寿，依然会让人感到这是一个远离常人脱离生活的不实际话题。

　　彭山健康长寿法则（以下简称健康长寿法则）是依据中国长寿之乡彭山老年人的生活方式为样本，归纳提炼的健康长寿经验和规律，作为一个可复制并能放之四海的健康长寿经验和规律，通过一个可以具象化操作的内容，不仅能够帮助老年人进一步改善并提高健康长寿水平，而且还可以指导社会提倡良好科学的个人生活习惯，对于帮助我们进一步认识健康长寿内在关系，实施健康生活方式，促进提高我们的健康水平，无疑具有十分积极的理论指导意义和现实实践价值。

1. 树立信心，每一个人都可以健康长寿

　　21 世纪将是一个前所未有的长寿的时代，专家预测，到 2052 年人类平均预期寿命将达到 90 ~ 95 岁，逐渐接近于自然

寿命。正如前联合国秘书长安南所说：“现在出生的婴儿都有可能看到 22 世纪的曙光。”[1] 但是在现实生活中，不少的人却往往又认为健康长寿和自己无缘。这种认识既有年龄的关系，也有身体状况的关系，更多的是觉得自己的生活环境不具备健康长寿的条件。

健康长寿法则较为深刻清楚地阐述了健康长寿的关键性要素，指出了实现健康长寿的方法和途径。该法则强调了人们在日常生活中养成良好合理的习惯的重要性，告诉我们每一个人并非要像仙风道骨的高人一样进行超凡脱俗的修炼，只需要在平凡的日常生活中注意健康卫生，建立科学的生活方式和习惯，孝亲睦邻，以和为贵，坚持不懈，便能实现个体健康长寿。

至此，健康长寿不再是高深莫测的神功绝技，而是任何人都可以练习的平常日课；延年益寿并非只有在桃源仙境风餐露宿中获取，即便是闹市穷乡淡菜素食亦可收获。只要转变观念树立信心，身体力行，每一个人平常、平凡、平静地生活，一样可以做到健康长寿。

2. 充分认识生活方式的重要性，培养建立良好的生活习惯

在绝大多数普通人的心目中，往往倾向于认为自然环境条件对健康长寿有着不可估量的决定性作用，如山清水秀、空气

---

1 安南. 强化健康长寿的新理念 [EB/OL].www.5ijk.net/show.aspx？cid=491&id=57639.

清新，等等。而对于衣食住行这些平常生活中见惯不惊的行为，很难把它们去和健康长寿做联想，不清楚甚至根本不了解这些被自己忽略的生活方式因素，其实才对个人健康长寿起着近乎决定性的影响作用。

世界卫生组织研究认为，如果把对健康长寿有影响作用的因素进行百分数计量的话，生活方式所占的比例约为60%，十分巨大。而往往被人们津津乐道的山清水秀之类的自然条件，对个人健康长寿的影响作用远比生活方式小得多。健康长寿法则通过对彭山区域长寿现象的实证研究分析，进一步验证了生活方式对健康长寿的重要作用和地位，将生活方式列为影响制约个人健康的第一关键要素，指出如果按照科学的生活方式合理进行日常生活，即遵循"合理饮食、戒烟限酒、适当运动、心理平衡"的准则生活，任何人都可以像彭山老年人一样，获得健康，实现长寿。

"健康是金"。通过在日常生活中培养建立良好的生活方式和习惯，从现在做起，摒弃不良习惯，改变并克服吸烟、酗酒、暴饮暴食、缺乏运动等有害健康的生活行为，并不需要额外破费就能获得个人健康的改善和提高，凭借个人的意志主宰，每个人都能成为健康生活方式的实行者和享受者，

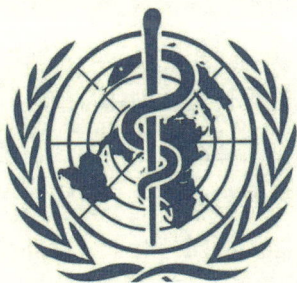

"70仍健康，80不衰老，90不糊涂，百岁不卧床"，为攀登生命的高峰不断谱写新的篇章。

3. 更新理念，健康长寿政府可作为

中国老年学学会向全国推出"中国长寿之乡"的初衷之一，就在于激励各地树立和落实党和政府大力提倡的"健康中国"理想，创建经济、社会、人口、资源、环境协调发展的社会环境。应该说其先后颁布的近数十个"中国长寿之乡"确实也在一定程度上达到了这个目的，让健康长寿这个迄今较为抽象、没有准确内容的概念具有了现实的载体和内容，让全社会对健康长寿有了一个更直观形象的轮廓性了解。

现今，大多数的长寿之乡不是地处深山就是位居海滨，都是自然环境条件显著优越的地区，全国近两千个县市中的绝大多数地区都不具有相同的条件。因此相形之下，后者反而容易萌生怯意，觉得自身先天就不具备实现健康长寿的基本条件，而放弃主观能动性，成为健康长寿活动的旁观者。

健康长寿法则的价值还在于，能够有效纠正社会上关于健康长寿问题的认识和看法，指出只要遵循法则昭示的方法和规律，采取对应措施，真抓实干，任何地区都可以达成健康长寿的目标。特别是对于自然环境条件并不十分良好的地区，该法则极大可能促使当地政府更新理念，改变在健康长寿领域不能作为、无所作为的姿态，敦促其按照法则阐述的途径和方法，积极实施有利于健康长寿发展的措施，卓有实效地改变本地区

老年健康长寿工作面貌，促进健康长寿的良性发展。

4. 弘扬孝文化，以健康长寿为抓手破解老龄化发展难题

我国人口老龄化形势十分严峻。一方面是国家目前正经历着世界上最大规模同时也是发展速度最快的人口老龄化过程，另一方面是迄今承担主要养老责任的家庭已经越来越难以完成原有的养老职能，而社会到目前为止却并没有建立起足以填补其空缺的社会养老保障体系。老龄化发展对于社会将带来深刻的影响和全面的挑战。

健康长寿法则认为以孝文化为代表的中国传统文化对于健康长寿有着十分巨大的能动作用力和有效影响力，通过营造爱老敬老、孝亲睦邻的社会和谐氛围和友善环境，不仅能够积极促进和加速人们健康长寿，而且还能有效缓解甚至消弭老龄化问题造成的冲击。

英国哲学家伯兰特·罗素20世纪20年代在完成他的中国之旅后，撰写了全面阐述其对中国、东方社会乃至世界未来发展观察思考的《中国问

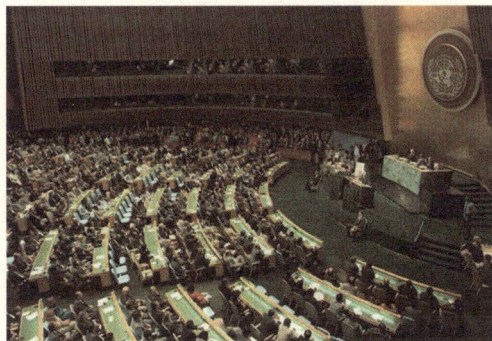

联合国大会审议《老龄问题维也纳国际行动计划》

题》一书，提出了"中国文化精华能够给人类和平带来希望"

这个在当时不失为振聋发聩的呼喊。诺贝尔物理学奖获得者汉内斯·阿尔文（Hannes Alfvén）博士1988年在巴黎出席第一届"面向二十世纪"诺贝尔获奖得者国际大会上呼吁："人类要生存下去，就必须回到二千五百年前去汲取孔子的智慧。"在联合国大会批准《老龄问题维也纳国际行动计划》之际，时任秘书长瓦尔德海姆先生特别强调："以中国为代表的亚洲方式，是全世界解决老年问题的榜样。"[1] 而让世界的智者贤人们寄予厚望的解决老龄化问题的智慧和方式，正是作为传统文化基石和核心的孝文化。

---

1 人口老龄化与老年保障事业 [EB/OL].http：//www.xchen.com.cn/jrlw/jryhzhlw/373886.html.

区域长寿案例：香港的佐证

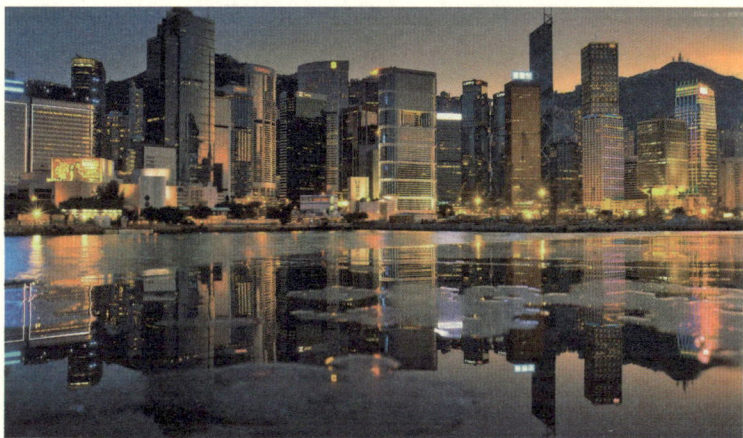

夕阳下的香港

被称为"东方之珠"的中国香港是世界三大金融中心之一，也是亚洲屈指可数的繁华大都市。社会廉洁、治安优良、生活富裕，华人的智慧与中国特色社会制度的优势在这里水乳交融，香港由渔村码头成为当今世界上富裕、繁荣、安全的一流国际大都会。

香港面积约 1 104 平方千米，人口超过 700 万，是世界上人口最稠密的城市之一，每平方千米约有 6 420 人居住，市区人口密度平均高达每平方千米 21 000 人。这里属于亚热带气候，夏天炎热潮湿，冬天凉爽而干燥，夏秋之间时有台风吹袭，全年平均降雨量约为 2 214 毫米[1]。

---

1 香港 [EB/OL].baike.soso.com/v53669.htm？ pid=baike.box.

　　根据 2011 年日本厚生省关于世界各国人口平均预期寿命所做的统计调查，中国香港成为世界上最长寿的地区，男女寿命分别达到 80.5 岁和 86.7 岁，分别名列世界之冠。尤其是香港女性预期寿命打破了日本女性自 1985 年以来对世界第一长寿宝座 26 年之久的垄断，创下了女性预期寿命的新峰值（参见表 4-2）。而在 2016 年世界卫生组织公布的世界各国和地区最新平均寿命排行榜上，香港依然名列前茅，仅次于排名第一的日本 83.4 岁，力压 82.3 岁的瑞士、81.9 岁的澳大利亚和 81.8 岁的冰岛，以 82.8 岁的高水准排名世界第二[1]。

表 4-2　中国香港与一些国家或地区人均寿命比较

各国／地区男女寿命比较							
排名	国家或地区	年份	男性	排名	国家或地区	年份	女性
1	中国香港	2011	80.5	1	中国香港	2011	86.7
2	瑞士	2010	80.2	2	日本	2011	85.9
3	冰岛	2011	79.9	3	西班牙	2010	84.91
4	瑞典	2010	79.81	4	法国	2011	84.8
5	以色列	2011	79.7	5	瑞士	2010	84.6
6	新加坡	2011	79.6	6	意大利	2011	84.5
7	澳大利亚	2011	79.5	7	新加坡	2011	84.3
8	日本	2011	79.44	8	韩国	2010	84.1
9	意大利	2011	79.4	9	澳大利亚	2011	84
10	挪威	2011	79	10	瑞典	2011	83.7
	荷兰	2011	79		荷兰	2011	82.7
	中国台湾	2010	76.3		中国台湾	2010	82.7
	中国	2009	72		中国	2009	76

资料来源：日本厚生省、综合网上资料整理。

---

1 WTO.《2016 世界各国平均寿命排行榜 [EB/OL]. http：//doc.orz520.com/a/doc/2016/1109/2042807.html ？ from=haosou.

中国香港特区政府统计处资料显示[1]，20世纪80年代中期香港男女平均寿命还在70岁区间徘徊，随着医疗服务不断改进和市民对健康日益关注，社会大众普遍变得较以前更长寿，2001年同一指标女性达到84.6岁，男性则为78.4岁。2010年男性平均寿命跃上80岁台阶，较2009年增长0.2岁，超越2009年排名第一的卡塔尔，首次登上全球最长寿宝座。而女性的85.9岁低于日本女性的86.39岁，屈居亚军。2011年香港男女寿命排名共同夺魁，香港成为名副其实的世界长寿之都。

无须赘言，香港与排在榜单前列的国家或地区相比较，自然环境条件方面应该没有任何优势可言，特别是空气质量常常受到各方面的质疑，社会保障系统方面也还处于追赶并缩短与发达国家之间差距的过程之中。对于为何能够实现如此高水平长寿的问题，香港本地专家分析认为，这首先得益于健全的医疗保健服务。在香港公立医院，受到社会保障辅助计划照护的退休人员基本上都可以免费看病；其次是饮食习惯相对健康，大多数人都能保持适量运动；最后是大部分家庭都能请佣人来照护老人。对中医学颇有研究的澳门科技大学副校长刘良亦表示，香港人均寿命长主要是基于香港的医疗和卫生防疫系统较为先进。在中医药理上，港人喜欢煲汤喝凉茶，有利于预防疾病和加快病后康复。而老人科专科医生畬达明认为，港人长寿原因一是交通发达，食物供应源源不绝，不单种类多，且24小

---

1 媒体称香港女性平均寿命86.7岁全球最长寿 [EB/OL].news.qq.com/a/20120727/000754.htm.

时都有，令港人营养足够；二是香港医院多日设备先进，市民只消 15 ~ 20 分钟便可到达医院就医；而医院治疗不分等级，人人可获公平治疗机会；三是香港完善的污水系统减少了传染病的发生 [1]。

20 世纪 70 年代开始，中国香港政府颁布实施《老人服务绿皮书》等一整套相对系统的公共福利服务政策和措施，推出综合社会保障援助计划、公共福利金计划、高龄津贴、伤残津贴，架构起了社区支援服务、院舍照顾服务、医疗服务、建屋安老服务、发展性老人服务网络，并着力打造家庭养老、院舍养老、社区照顾等多元化老年福利模式，令香港的养老服务水平稳步上升，今天已经基本上能与世界上多数发达国家和地区相媲美了，这一切对于香港健康水准的改善和预期寿命的提高自不待言都产生了必然性的积极促进作用。

虽然中国香港在过去相当长一段时间受港英政府管治，香港文化却并没有全盘西化，而是坚持中西合璧，在合理吸收西方"爱人如己""扶贫济困"等福利观念的同时，更继承和弘扬了中国传统文化的精髓。中国传统价值观念深刻地影响着香港人的福利观念，绝大多数香港人十分重视家庭，"家庭被视为最基本的社会单元和照顾体系，家人之间有义务互相照顾" [2]，守望相助，在反哺父母和帮助亲人方面，明显不同于西方社会，

---

1 媒体称香港女性平均寿命 86.7 岁全球最长寿 [EB/OL].news.qq.com/a/20120727/000754.htm.

2 刘芳 . 香港养老 [M]. 北京：中国社会出版社，2010.

处处显露出中华民族传统倡导的责任感，现代核心家庭日常生活中与双边亲属都有较亲密和常态的交往行为。李明垫在其撰写的《香港家庭的组织和变迁》中指出："虽然香港家庭的核心化是主导形态，但不代表家庭情感生活的孤立无援，或者社会对家庭的道德价值有所贬抑，而香港广泛的亲情网巩固了孝道伦理的家庭规范。"最后一任港督彭定康在施政报告中也表示，"香港并不想成为一个福利城市，因为香港已经发现并采纳了一种更好途径来改善和促进社会福利"[1]，排除开彭定康为港英政府不作为辩解开脱的成分，香港社会既拥有接近欧美发达国家和地区的公共福利系统，又拥有温馨和谐的养老服务网络——以社区和家庭为主的照顾服务支持体系，欧美发达国家社会福利保障体系和中华民族家人邻里自助互助的敬老照护网络两者的有机结合，无疑正是彭定康所想要表达和描述的"更好的途径"。而值得指出的是，以孝文化为代表的中国传统文化则是支撑整个香港特色社会福利途径的基石。

中国香港可以说在没有任何特别优越的自然资源环境条件下，与日本、瑞士、冰岛以及瑞典之类老牌长寿国家合地区一样跻身世界第一长寿方队，并担任领军角色，不言而喻这是一个诠释并佐证健康长寿法则极好的案例，说明在生活方式、卫生福利和中国传统文化良性合力作用下，健康长寿可以在五湖四海任何地方开花结果。

---

1 彭定康.香港政府 1996 年施政报告 [M].香港：香港政府印务局.1996[99].

健康四大基石

世界卫生组织（WHO）针对严重影响人们健康的不良行为与生活方式，提出了健康四大基石的概念，并指出，做到这四点，便可解决 70% 的健康行为问题，使平均寿命延长 10 年以上。

1. 合理膳食（"一二三四五"）一是指每日一袋牛奶；二是指每日 250 克碳水化合物（250 克主食）；三是指每日三份高蛋白食品（每份相当于：50 克瘦肉，100 克豆腐，1 个鸡蛋，150 克鱼虾鸡鸭）；四是指四句话：有粗有细，不甜不咸，三四五顿，七八分饱；五是指每日 500 克蔬菜及水果。

2. 适量运动（"三五七"）。三指每日步行 3 千米，时间 30 分钟以上；五指每周要运动 5 次以上；七是指运动后心率加年龄约为 170。

3. 平衡心态。心理平衡的良好心境使机体免疫功能处于最佳状态，对抵抗病毒、细菌及预防肿瘤都至关重要。长寿者都是心胸开朗、性格随和、心地善良、乐于助人的，没有一人是鼠肚鸡肠、心胸狭隘的。长寿者都爱劳动、爱运动、勤快、生活有规律。

4. 充足睡眠。人在睡眠状态下会进行身体的自我修复和调节，充足的睡眠可以让你的身体在夜晚中得到恢复，并为第二天的工作做好准备。

（另有说法，第四个是戒烟限酒。吸烟不仅使人成瘾，还会促发高血压、冠心病，引起肺癌等多种癌症和气管炎、肺气肿等，因此，吸烟是健康的大敌。任何年龄的人戒烟都可获得健康上的真正收益。酒可少饮，经常或过量饮酒则伤肝，容易引起肝硬化，甚至肝癌。注意做到不要喝高度烈性酒，低度白酒也不可常喝，黄酒、葡萄酒也要有节制。一日饮酒量不宜超过 15 克酒精，相当于葡萄酒 60～100 毫升，白酒 25～30 毫升，啤酒 0.5～1 瓶。）

Yishi
Zhuxing
Xujiangjiu

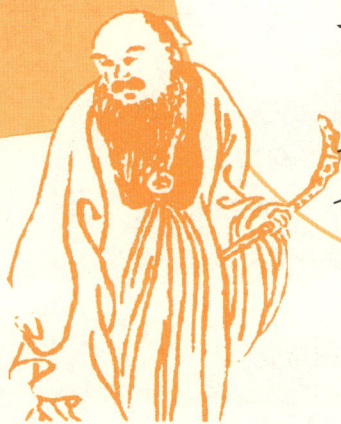

衣食住行需讲究

第五话

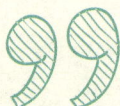

作为一个引进的学术概念，生活方式（Lifestyle）原本还是马克思和恩格斯在创建历史唯物主义原理和生产方式时一同提出来的。它的内涵相当广泛，不仅包括人们的衣、食、住、行、劳动工作、休闲娱乐、社会交往、待人接物等物质文化生活方面的内容，还要囊括价值观、道德观、审美观等精神生活方面的内容。但是实际上，就像俗话说的"三岁看大，七岁看老"一样，人的价值观也好、审美观也好，成熟后基本上就是终生不变的，因此剔除这些"高大上"不易变动的成分，对于老年人来说，生活方式其实就等同于"吃喝拉撒、衣食住行"这些日常繁杂琐事了。

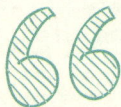

从"千金难买老来瘦"说起

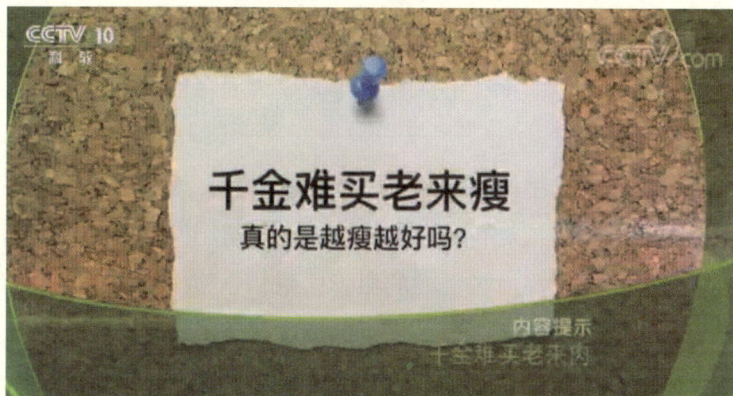

中央电视台 10 频道收视率较高的《健康之路》专栏，在 2017 年 9 月 9 日晚间播出的节目中，以民间广为流传的健康谚语"千金难买老来瘦"为题讲解了一个饶有趣味的健康问题，指出老年人同样十分需要肌肉，骨骼需要肌肉的力量才能保持稳定，才能发挥运动功能，肌肉少的人容易跌倒、骨折，主张在当代需要的恰恰更应该是"千金难买老来肉"。

长期以来，人们通过社会生活实践活动，总结了不少健康长寿的经验、教训和知识，并采用谚语的形式将其进行总结和传唱，让彼此从中接受启迪，汲取营养。这样的健康谚语富有哲理性，具有较强的说服力和感染力，很容易成为人们指导和影响自己"衣食住行"的口头禅和座右铭，如像"饭吃八成饱，到老肠胃好""早饭要好，午饭要饱，晚饭要少""饭后百步走，活到九十九""寒从脚下起，病从口中入"，等等。"千金难买老来瘦"不单是一句妇孺皆知的健康谚语，尤其是对于老年人，这句话几乎直接等同于衡量健康的金科玉律。加之平时看到听到的那些得道高僧、坐化大师个个都是"苦大仇深"般地瘦骨嶙峋，让今天生活幸福的无数老年人成天为自己的身体重了、胖了而惴惴不安。

在医疗技术手段相对缺乏和低下的时代，人们抵御病患往往更多的时候是依靠自身的免疫能力，而与肥胖如影随形的高血脂、高血压和高血糖引发的血管栓塞、心脑血管破裂以及糖尿病等，近似于不治之症，是侵蚀健康甚至威胁生命的大敌，所以通过自身的"瘦"来控制"三高"，减轻心脏和身体的负担，不失为一个有效的自律性健康方法。可是，今天随着医疗水准的不断提高，人们不再是主要靠自己，而是更多地借助医疗手段消除病魔；并且因为寿命的大幅度延长，现在的老年人比他们的上辈人普遍要多拥有20年左右的健康寿命活动时间，这些变化都要求今天的老年人保持一定的体重，以满足手术治疗和骨骼运动的需求，这也是新的"千金难买老来肉"说法的缘由。

实际上，"千金难买老来瘦"也好，"千金难买老来肉"也好，归根结底都有它们产生和存在的客观理由，其关键是必须与时俱进地来分析和加以运用，去伪存真，推陈出新。如果一味墨守陈规，不讲变化，那很可能就会像刻舟求剑所讲的情形一样，不单取不到健康长寿的真经，更可能误己误人，变成茶余饭后的笑柄了。

当然，无论是对于老年人，还是对于青壮年人，绝大多数人需要牢记的应该是"千金难买老来寿"。从现在开始，从此时此刻开始，

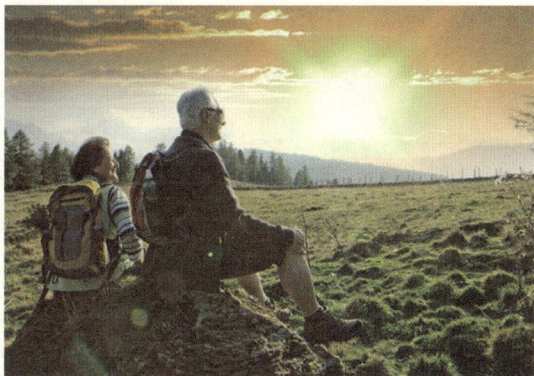

活力健康老来寿

为享有活力多彩的健康长寿生活，珍惜健康！保持健康！！加强健康！！！

老了更看衣裳

俗话说"马靠鞍装人靠衣裳"。这句话本意是说一个人的外表很重要，特别是他的着装很重要。作为一个常识，一般都明白以貌取人是不正确的，但如果一个人穿着邋遢，那他无疑又比较难以得到别人的好感。毕竟在绝大多数人看来，穿衣打扮不仅具有避寒去暑的作用，还在很大程度上关系到礼义廉耻的问题。穿衣着装的作用还不仅限于此，在彭祖的养生经中，他提出要"先寒而后衣，先热而后解"，认为穿衣着装对一个人的健康有着密切的关系和影响。

1. 老人穿衣三注意

随着老年人的年龄的增长，人体机能逐步退化，身体包括身高的变化，老年人在衣着的选择上和年轻人以及自己年轻时相比较，都会有相当大的差别。老年人穿衣适合穿质地轻、款式简单和宽松的类型，切忌穿短小紧身，尤其是领口紧、腰口紧、裤口紧的衣裤，以免妨碍自己的行动，甚至导致气血不通畅，给身体带来不适，影响身体健康。

一是注意衣服领口不能过紧，以免造成颈部压迫。老年人因为机体抵抗力变弱，在冬天比较喜欢穿保暖的高领衫，有些老年人甚至把几件高领衫重叠着穿。然而，这种领口又高又紧的衣服往往容易对颈部动脉形成压迫，影响心脏向脑部输送血液，造成脑部供血不足，让人出现头晕乏力、头痛、恶心等症状，严重者甚至会晕倒、昏厥。并且领口过紧使衣服的散热性降低，闷热出汗后不能挥发反而容易后背着凉。有心脑血管、高血压、动脉硬化疾病的老人尤其不要穿领口过紧的衣服。如果是要调剂冷热的话，老年人可以选择使用围巾，体温低时可以将围巾捂紧在脖子上，等热了则可以在胸前敞开，既方便又潇洒。

二是裤腰不宜过紧，以免影响腰部骨骼肌肉活动。腰是人体最重要的连接部位，人的好多活动都需要腰部来支撑。老年人尤其是高龄老年人应该穿腰部较为宽松的裤子，最好是使用松紧带的款式，尽可能不要拴皮带。老年人腰部肌肉较少，坐的时间相对较多，过紧的裤腰或者皮带之类的硬物很容易对腰部的骨骼造成损伤，也容易影响血液循环，导致肠胃蠕动不佳，带来消化不良。

三是袜口不宜过紧。老年人血液循环能力比年轻人差，所以要特别注意不要穿用袜口弹力过紧的袜子，以免影响血液循环流动，尤其是往脚尖方向的血液输送。患有静脉曲张疾病的老年人穿用袜口紧的袜子，往往容易出现脚胀、脚肿、脚凉、腿脚麻木无力的现象，因此值得特别注意。

2.四季穿衣各不同

春夏秋冬寒来暑往，一年四季气候不同。老年人因为新陈代谢减慢，体温调节功能降低，对冬冷夏热尤为敏感，选择与季节相适宜的衣着，对他们来说尤其重要。

俗话说"春捂秋冻"。春季冷暖交替，气候多变，早晚温差较大，对于老年人来说御寒保暖依然是首要考虑，遇热宁可捂一下也不可盲目脱衣，以免引起不必要的着凉。衣料上适宜选择保暖、透气、吸汗的材质，纯棉类属于首选。春季外出最好多加一件棉背心，戴顶"老人帽"，尽量少穿套头衣服，适合穿宽大、轻软的衣服。

在炎热的夏季，老年人虽然汗腺萎缩，出汗少，但当气温超过35℃以后，皮肤散热功能减弱，反而会从外界环境中吸收热量，所以透气性良好、宽松的真丝、天然棉布以及纱绸衣物会让他们感觉更为舒适。

秋天是多种疾病的高发季节，随着气温逐渐降低，昼夜温差进一步扩大，在适当"秋冻"的同时，注意逐步地增添衣物，老年人不要天气一冷就加上过厚的衣服，会降低他们机体对寒冷的适应能力。

寒气笼罩的冬季，老年人因为新陈代谢变缓使得抵抗寒冷的机能减弱，往往喜欢用厚衣服把自己包裹起来，殊不知这样不仅会让自己行动不便，而且还会引发皮肤缺氧等问题。中医认为，"寒为阴邪，易伤阳气"，冬季是"老人病"的高发期，所以要特别注意保暖，尤其是重点部位的保暖，比如脚部。老年人由于末梢血管循环较差，容易脚凉，双脚受凉会反射性引起鼻黏膜血管收缩，让人感冒。有的老人甚至还会出现胃痛、腹泻、心率异常、腿麻木等症状，做好双脚的保暖因而十分重要。同时头部的保暖也不能忽视，寒气的侵袭容易引起脑动脉硬化，这对老年人来说是致命的伤害。所以老年人冬天最好能常带一顶透气、轻薄的帽子保护脑部血管。另外，老年人的肺功能减弱、脾胃虚寒，加一件棉背心可以保护背部和腹部，可以让他们免受寒气引起的长时间咳嗽。

3. 老年最宜靓打扮

由于传统观念对老年人社会角色的定位，迄今不要说退休开始颐养天年的老年人，就是四五十岁的壮年人，都不再像年青的时候一样注重自己的外表，尤其是很

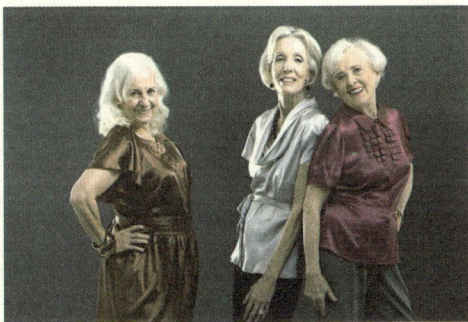

开心老来俏

多的男性老年人开始不修边幅、穿着随便，让整个人显得老气横秋、毫无活力。实际上，老年人丰富的人生阅历让他具备了一份特别的气质和风度，如果能够经常换一些颜色亮丽的衣服，在款式、材料、色彩、工艺等方面选择大方得体、整洁、有品位的服装，既能让老人显得容光焕发，感觉年轻，为其营造一份好心情，提升老人的自信心，同时也是对他人的一种尊重。在这种好心情状态的驱使下，老年人大多会变得积极起来，乐于并主动与人沟通交流，整个人会呈现出一种愉悦的年轻态。

当然，老年人的穿着要注意色彩的统一，讲究色彩的协调

和呼应，以素雅、别致、明朗、庄重为主，切忌花里胡哨，更不能邋遢。最好能借助装饰物的搭配，如丝巾、手套、帽子、领带等，进一步提升色彩的丰富和画龙点睛的美观效果。

老年饮食要点"荤"

一句"民以食为天"最清楚直白地道出了饮食在国人心目中的重要地位和作用。而隋唐时代医学大家杨上善对古老的"医食同源"这一中医药传统理念所进行的阐述，则将饮食的功效提升到了一个全新的境界。他在自己编撰的《黄帝内经太素》之《调食》篇中写道："五谷、五畜、五果、五菜，用之充饥则谓之食，以其疗病则谓之药。是以脾病宜食粳米，即其药也；用充饥虚，即为食也。故但是入口资身之物，例皆若是。"他清楚地说明了食物和药物、饮食与医疗之间密切的联系，以食代药，以食为药，食物和药物一样同样能够防治疾病、保护健康。不言而喻，走入垂暮之年的老年人因为器官功能退化，新陈代谢容易发生紊乱，养生保健对于他们至关重要，而作为其中关键的一环，饮食对于需要更多保健呵护的老年人来说，自然具有格外积极的健康作用。

彭山的长寿老人们在饮食上就普遍表现得喜欢吃肉，特别是喜欢吃肥肉。如锦江乡的出生于1906年的毛凡氏，老人每餐要吃3两肉；观音镇103岁的老人宋朱氏不挑食，唯一的特点就是特别喜欢吃肥肉；103岁的

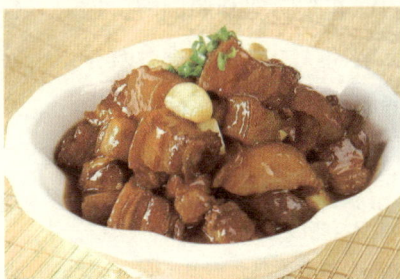

岳桂英老人每餐能吃 2 两米饭，2 两肥肉。北京市朝阳区来广营乡奶西村的北京寿命最长的宋香云老人喜吃红烧肉，她的生活有一个特殊要求，就是红烧肉不能少，红烧肉是老人的最爱。有报道说："近年，调查北京市 40 名百岁老人的饮食和生活习惯发现，有 30 人特别喜欢吃红烧肉，几乎每天都吃，但这些老人的甘油三酯、胆固醇都不高，未发现高血脂、动脉粥样硬化、冠心病、糖尿病等疾病 [1]……日本医学专家在研究冲绳县长寿现象时也发现，这里的居民喜欢吃肥肉，尤其是 80 岁以上的老人几乎每天都吃肥肉 [2]。

可是，或许是受到 "千金难买老来瘦" 传统观念的习惯性影响，在谈论老年饮食健康问题时，往往会比较多地发现诸如"宁可无肉，不可无豆""常吃素，好养肚""多吃素 少吃肉"一类的说法和建议。随着我国社会生活水平的提高，出自对"三高"和胆固醇的担忧，不少人近乎于谈"肉"色变。现实中，肉食、特别是肥肉因为富含高脂肪和高胆固醇，也确实常常被认为是饮食上形成冠心病、高血压和动脉硬化的主要诱因，但也有研究发现，若将肥肉用文火较长时间炖煮，就能减少对人体有害的饱和脂肪酸和胆固醇，而对人体有益的不饱和脂肪酸却会大量增加，因此饮食中合理摄入一定的肉食，似乎并不会对健康造成不利，反而会有所裨益。

---

1 搜狐健康.吃红烧肉的老人为什么健康长寿 [EB/OL].www.sohu.com/a/123245519_100663.

2 肉类的营养价值 [EB/OL].www.80fit.com/yybj/20111130082115.html.

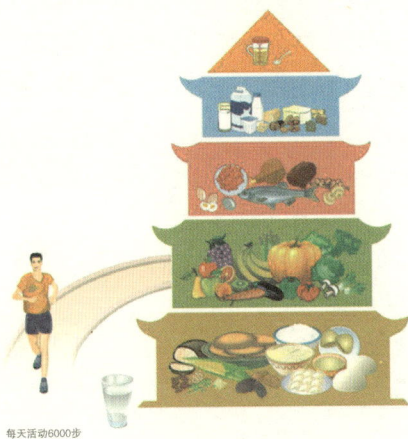

盐	<6克
油	25~30克
奶及奶制品	300克
大豆及坚果类	25~35克
畜禽类	40~75克
水产品	40~75克
蛋　类	40~50克
蔬菜类	300~500克
水果类	200~350克
谷薯类	250~400克
全谷物和杂豆	50~150克
薯类	50~100克
水	1500~1700毫升

每天活动6000步

中国居民平衡膳食塔（2016）

　　特别是对老年人来讲，吃一点肉尤其是像红烧肉这种肥而不腻、软而不烂的食品对自身机体其实是一种很好的保护。肉食所提供的蛋白质、脂肪酸，不仅能帮助他们减缓机体的退化，维护身体机能的正常运转；而且，从肉食中容易吸收的、迄今被认为"罪大恶极"的胆固醇，对保持肌肉、产生维生素 D 和身体的内分泌激素，以及延缓衰老也很有帮助。

　　世界卫生组织营养专家小组关于老年人饮食营养健康提出的新标准也指出，在老年人的饮食总量中脂肪应占到15% ~ 30%，其中包括饱和脂肪酸、多链不饱和脂肪酸等；蛋白质需要在饮食总热量中占 10% ~ 15%，食物粗细多搭配，烹饪宜软少放油，味道清淡不宜咸，饮食最宜八分饱。

据中国营养学泰斗、从事营养工作 60 多年的李瑞芬主任介绍，老年人宜少食多餐，食物种类杂可使营养均衡。在秋冬季，老年人适合吃些牛羊肉进行"热补"。

老人行在脚上

　　"树老根先枯，人老脚先衰"。一个人 50% 的骨骼和肌肉基本都分布在腿脚上，而且人一生 70% 的活动以及能量消耗也基本要由腿脚来完成，加之腿脚距离心脏和大脑较远，处于末梢位置，当人进入中老年后随着血管弹性减小，循环减弱，腿部肌肉便开始减少，骨质逐渐疏松软化，腿脚不仅容

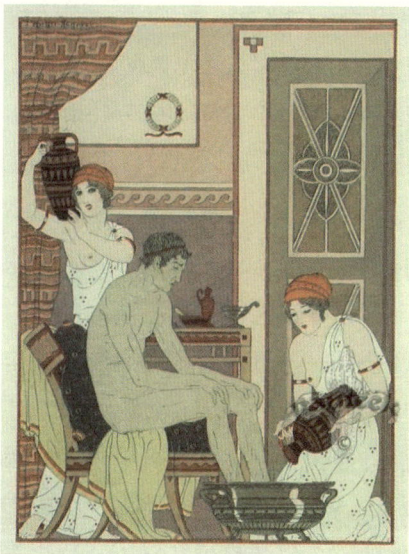

希波克拉底诊所

易疲劳，还会出现麻木不通的感觉，这也就意味着人的机体功能在减退已开始走向衰老了。

　　被尊为"医学之父"的古希腊医师希波克拉底（Hippocrates）早在两千多年前就说过："人类最好的医药就是走路。""饭后百步走，活到九十九"则是国人耳熟能详的健康谚语。世界卫生组织在其公布的 21 世纪健康箴言中明确指出："最好的运动是步行。"有数据统计显示：人每走动一步，至少会让 50% 的肌肉活动起来，并可带动 50% 的血流动起来，挤压人体 50%

的血管，活血化瘀，是最有效和简单的"血管体操"。哈佛大学医学院李爱民教授通过自己的研究发现："如果每星期都能快步走 75 分钟，那么比起完全不运动来说，在 40 岁之后寿命可以延长 1.8 年。而如果一周能快步走 450 分钟以上，则可以延寿 4.5 年。"现在美国政府建议一个人每周要进行的基本运动量是相当于 150~299 分钟快步走的运动量，如果按照这个标准坚持锻炼，那么比起每天不运动来说，可以增寿 3.4 年。[1]

比较球类、技巧类以及舞蹈类活动，不温不火的步行自然是老年人最适合和最能持久的健康活动。众所周知，足底穴位丰富，有着人体各器官和部位相对应的反射区，步行等同于足底按摩，人行走时脚底所受的冲击大约是体重的 1~2 倍，仅为慢跑的 1/3 左右，不仅能较好地对反射区起到推拿刺激作用，而且能让腿部肌肉达到锻炼的效果，增强血液循环，改善骨质疏松，保持并提高骨骼的弹性和韧性，减缓骨骼细胞的老化过程。当然，步行的好处还远不止这一点，坚持行走锻炼，可以减少 30% 的心脏病和 50% 糖尿病罹患的几率，步行可激发快乐荷尔蒙——内肽啡的分泌，还可以提高神经系统的兴奋性，防治精神忧郁、神经衰弱等疾病，强化免疫力，延缓衰老。当然，步行的经济性、便利性和随意性，也是受到老年人欢迎的原因。

严格来说，步行不等同于散步、遛弯，但老年人大可不必像中青年一样地执着于快走、久走，舒心、惬意就好。如果可

---

1 运动长寿经 . 每周快走 450 分钟以上可延寿 4.5 年 [EB/OL]. 搜狐健康，health.sohu.com/20130225/n366729102.shtml.

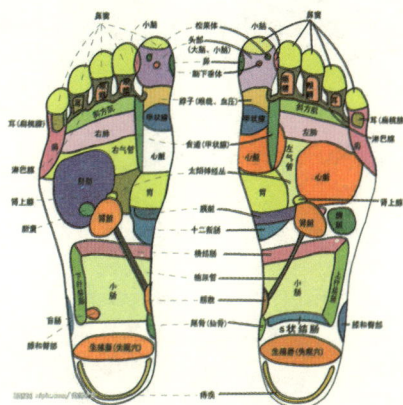

能的话，不妨每周坚持走5 天，按照每次 30 分钟走3000 米的频度步行，也可以根据自身反应调整这个强度，只是一旦出现胸闷、心慌和头晕就必须立刻停下来休息。步行时还需要注意尽量不要边走边聊天，更不要吃东西。因为聊天分散精力，吃东西加重肠胃负担，这些都是和步行锻炼相抵触的行为。有的人喜欢行走时思考问题，实际上这也是不好的习惯。步行是锻炼，通过"劳力"来强化提高身体机能；思考问题是脑力劳动，通过"劳神"来思索解决难题。边行走边思考，难免形神分离，达不到锻炼的目的不说，往往在一定程度上还会让身心受伤，非常得不偿失。

期颐可期 百岁老人好习惯

多数百岁老人有这样的生活习惯

- 每日三餐好好吃
- 基本每天都要吃蔬菜
- 喜欢吃水果
- 吃东西不过量、不挑食
- 有散步等运动的习惯
- 做自己力所能及的事情
- 好奇心旺盛
- 看事情好的一面
- 起床时间固定
- 不抽烟
- 喜欢与人交往

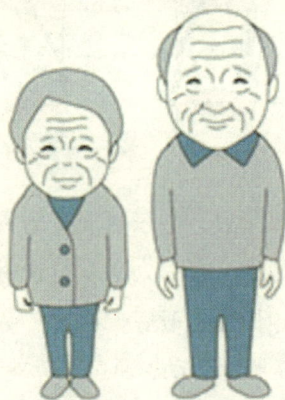

注）1. 参考健康强身事业财团资料及京丹后市《百岁健康长寿秘籍》。

注）2. 日本京丹后市人口约 6 万，百岁老人却有百多人，是日本百岁老人最多的地区。

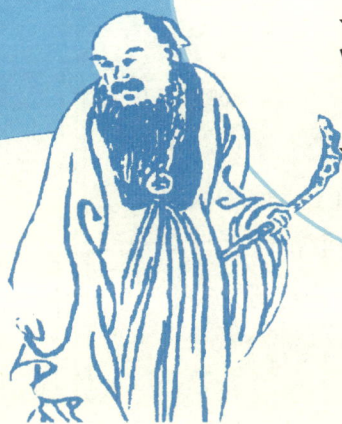

Laonian
Zuiji
Dandayi

老年最忌
单打一

第六话

世纪老人冰心 1980 年在当时名气颇为响亮的文学期刊《北方文学》上发表了一个题为《空巢》的短篇文章，其主题虽然不乏对"物质充实 精神空虚"的资本主义社会的揶揄之处，但字里行间将一个流寓异国他乡的"空巢老人"的寂寞伶仃描绘得栩栩如生，"雌雄空中鸣，声尽呼不归，却入空巢里，啁啾终夜悲"，令人唏嘘不已。

有数据显示，2000—2010 年十年间，中国城镇空巢老人比例由 42% 上升到 54%，农村由 37.9% 升到 45.6%。空巢老人的数量在 2013 年越过 1 亿关口后大幅度上升，预计到 2030 年，独居和空巢老年人数将增加到 2 亿多，占到老年人总数的 90%[1]。

1 联合早报.《中国"空巢老人"现状 [EB/OL].doc.orz520.com/a/doc/2015/0302/2081158.html？ from=haosou.

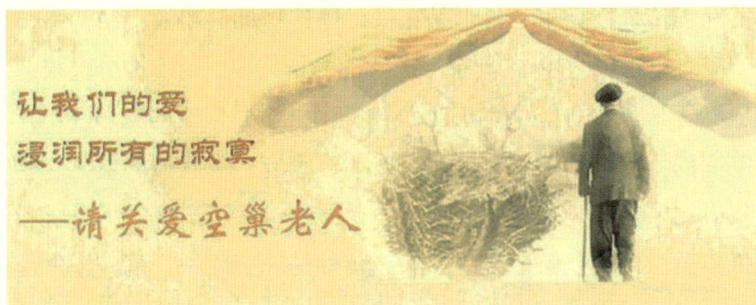

让我们的爱
浸润所有的寂寞
——请关爱空巢老人

孤寂：当代老年人无奈的守候

通常所谓"空巢老人"一般指的是没有子女照顾、单居或夫妻双居的老人，基本上可分为三种情况：一是无儿无女无老伴的孤寡老人；一种是有子女但与其分开单住的老人；还有一种就是儿女远在外地，不得已寂守空巢的老人。作家弋舟亲自调查主编的以空巢老人为内容的《空巢——我的养老谁做主》，讲述了一个又一个空巢老人承受孤老境遇时的生理以及心理困境，无论是《我在这世上太孤独》，还是《在孤独中，人的尊严也会丧失干净》，令人触目惊心地叙述凸显了啮噬空巢老人心灵的痛楚：孤寂。

实际上在今天，不仅是空巢老人，几乎多数老年人都深受其煎熬，孤寂对于他们犹如附骨之疽，时时刻刻都在吞噬着他们的快乐和幸福。

在传统社会里，特别是在像中国这样的农耕社会结构中，"家长是一家之主，具有生产劳动的指挥权、财产的分配权，他们所具有的丰富的生产劳动经验和技能，是家庭的无形资产，家庭的生产和生活都离不开家长"，家有一老胜似一宝，"老年人在家庭中处于至尊的地位，往往持有一种高度的满足感和价值感。他们是家庭传统和宗教信仰的'宝库'，是家族伦理的化身，被视作'主干'和'德'的楷模，在思想上驾驭着整个家庭，遇到问题可以主观定夺，自身存在的社会意义感十分明显。同时，大家庭给老年人带来的不是形影相吊，寂寞无聊，而是前呼后拥，丰富充实，即使 在繁忙时期，家中仍有一部分无须劳动的人陪伴。中国几千年的尊老文化也孕育着必然的前喻文化，孩子们一出生就开始以'听老人言'为准则进行教育，把老年人推到了高高在上的位置。这一切都使老年人——即使生理功能减退 ——仍具有责任重大的意识，更有高度的自我认同感"[1]。

1961 年美国学者考明戈（Cumming）和亨利（Henry）在其合著的《老年》一书中指出，随着年龄增长和身体条件下降，老年人与之前相比较人际交往会逐渐减少，参与的社会活动也会减少，充当消极角色的场合会逐渐增加，因此他们退出原来从事的工作包括社会角色，无论是对社会还是对他本人都是一件积极和有益的行为，也是必要的。老年人的这种撤退或者脱

---

1 宋宝安，蒲新微. 论当代中国老年人的心理特点与生存价值 [EB/OL].www.cnki.net.

离可以分为社会与个人的两个层面考察。从社会层面来说，老年人的撤退就是社会通过一定的退休制度，让老年人退出原来从事的工作岗位，交由其他成年人接替；从个人层面来看，则是伴随着从社会工作领域的撤退，人在成年期形成的各种社会关系将会日益减弱，也有可能是因为老年人个体的原因，比如觉得所剩的岁月有限该退下来了，或者是体力或智力衰退难以继续维持支撑了，等等。总之，老年人自身接受撤退理论不仅合情合理，甚至可以主动按照撤退理论来指导自己的行为规范，不把撤退或脱离社会视为一种悲观的结局。

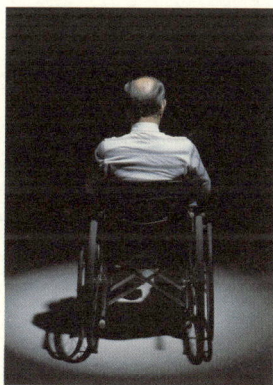

　　这个被称之为撤退理论的观点作为研究老年人行为的代表性理论，成了支撑并建构社会保障政策体系最主要的理论基础，也为退休制度的合理性提供了理论依据。按照撤退理论的逻辑，既然要老年人脱离社会主流阶层，社会就应该为老年人提供必要的社会保障制度，因此，养老保险政策、退休政策和医疗保险政策等自然成了撤退理论的配套附属物。另外一方面，撤退理论将老年人与社会的分离甚至隔离视为是自然的、无可避免的、普遍的规律，客观上让老年人退出迄今努力实践并实现自身作为"人"的阵地，丧失了迄今在社会和家庭所扮演的角色和地位。星移斗转，老年人日益被社会边缘化，不仅被看作是经济负担，还被视为被社会淘汰的对象……

在现代化飞速转动的车轮碾压下，如滚雪球般快速扩展的城镇化，内核越来越小、少子化、核心家庭化、丁克家族化，加上让人应接不暇的高科技、黑科技……五光十色的当代社会时刻不停地蚕食着老人们仅有的尊严，多彩霓虹装点的光明令他们神晕目眩，映入眼帘的唯有一片无尽的夜色。

"老年杀手"数痴呆

作为今天对老年人威胁最大的病患，心脑血管病、糖尿病、癌症和老年痴呆症被称为老人健康"四大杀手"。借助发达的现代医学手段，即使是恶性肿瘤、白血病等极少数绝症的患者也能通过有效治疗得到治愈，或延长存活年限，享受生活的乐趣。以往对人、特别是老年人杀伤力非常大的心脏类疾病，今天通过安装起搏器、进行支架手术等方法，已经基本可以免去其对人健康的毁灭性威胁了。但是，老年痴呆症属于一种进行性发展的神经退行性疾病，换句话说，就是一旦得了这个病便几乎

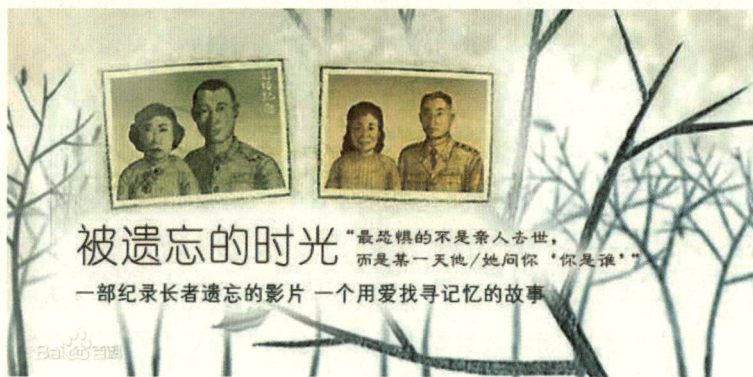

被遗忘的时光 "最恐惧的不是亲人去世，
而是某一天他/她问你'你是谁'"
一部纪录长者遗忘的影片 一个用爱找寻记忆的故事

无法根治，患者犹如一个能够走动的植物人，不仅本人根本感觉不到生活的乐趣，更没有了生活的意义和价值，还给其亲人们带来无尽的麻烦和痛苦。

2010 年台湾著名导演杨立洲历时两年多拍摄纪录片《被遗忘的时光》公映。擅长反映社会问题和人性矛盾的导演这次将镜头瞄准了几个有失智老人的家庭，细腻地记录了困在时间长河里的失智老人和他们的家人迄今不太为人知的艰辛生活。这部以关怀失智老人为主题的纪录片对老年痴呆症有很多精辟的表述，其中患者家属说的这句话："最恐怖的不是亲人去世，而是某一天他 / 她问你：你是谁？"极其传神地呈现了老年痴呆症对老人本身及其家庭生活的摧残，让所有听者不自禁地悲从中来。罹患老年痴呆症的诺贝尔物理学奖获得者、"光纤之父"高锟的夫人黄美芸也有过类似的彻骨的描述："眼看着自己心爱的人逐渐衰退，从一个天资聪颖、敏锐机智的人，变成彻彻底底的另一个人，这情上的失落最令人痛心。若是身体死亡，悲伤过后，仍可继续生活。如今这情况，人仍在，但留下的伤口却不能缝合，永难痊愈。"[1] 每一个失智老人身后也许拥有一段不同的经历和故事，但他们背后无疑相同地都有一个不堪重负的家庭，罹患这个疾病对于他们犹如走进了煎熬心灵的炼狱。

由于老年痴呆症目前尚不能治愈，加之病期长，病情一般又只会日渐加重，因此医疗费用支出较大，沉重的治疗费用成为在精神之外对患者及其家人的又一个致命折磨和搜刮。据说现在欧美等发达国家每年平均一个普通的此类病人要花费高达 1 万多美金用于治疗，是发达国家中花费最高的疾病之一，美国每年因老年痴呆症造成的直接和间接经济损失接近 1 000 亿

---

1 2012 年央视新闻公益行动启动 [EB/OL]. 新浪传媒，2012-09-21.

美元。而在中国， 老年痴呆症病人一个月光药费的支出也已经达到了 900 元。北大记忆障碍诊疗研究中心完成的一项调查研究显示，老年痴呆症调查对象的家庭月平均收入为 3 210 元，而每个月与疾病相关的花费却有 1 296 元之多，占到家庭月收入的 40.3%，其中还没有计算家人为其在精神和体力上的付出。香港《明报》也曾报道，高锟也曾因为医药费太贵，不得不一度停止使用有疗效的新药。贵为诺贝尔物理学奖获得者、光纤之父，也对治疗费用感到捉襟见肘，其他一般普通大众的情形更可想而知了。如此严苛的现实，致使我国痴呆症患者家庭中约有 70% 出现了烦躁、疲劳、丧失信心等痛苦感[1]。

　　尽管现在医学上对于老年痴呆症的发病原因罗列了许多，而据临床医生们多年的观察，发现除生理上的原因外，老年人的生活方式和孤独是导致老年痴呆症发生的重要原因，其家庭生活单调与此也有很大的关系。不少的老年人退休后自觉不自觉地图清静，不再喜欢与人交流以及参加社会活动，对于新鲜事物和知识也不感兴趣更无心去学习掌握了，尤其是现实中和儿女分开住没有什么来往，这种看似淡泊洒脱实际上冷清无奈的老年生活方式，极大地增加了他们罹患老年痴呆症的的几率。芬兰科学家通过对 1400 名对象所进行的长达 20 年的跟踪研究发现，无论是因为找不到合适对象、不想结婚、离婚还是丧偶等原因，长期单身的人记忆力仿佛特别"脆弱"，年老后很容

---

1 谭家驹．关于将老年痴呆症纳入社保报销范围的建议 [EB/OL].www.nandu. com，2013.01.31.

易出现比较严重的记忆受损或者失忆症状，罹患老年痴呆的风险也较高。

美国阿尔茨海默病协会经过研究公布了一个保护大脑、预防老年痴呆症的十大守则，其中

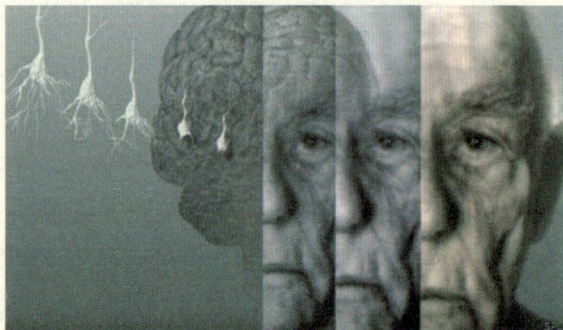

今天不认识昨天

两个主要内容分别是"给大脑积极刺激"和"与人交流联系"。前者说的是通过游戏娱乐、学习新知识等让大脑积极活动从而增强脑的活力，强化脑细胞彼此之间的联系；而后者则说的是通过与其他人见面交谈，参加社会活动能有效预防老年痴呆。

2009年西南财经大学人口研究所对中国长寿之乡彭山老年生活方式进行的调查研究证实：经常性、互动性的社会活动是老年人排解孤独和忧郁的最直接和最有效的方法。作为预防老年痴呆症的一个自主性的积极方法就是，走出生活的小圈子，尽可能参加社会交际活动及多做感兴趣的事，增加沟通和交流学习的机会，远离孤寂，积极用脑，刺激大脑，改变摆脱寂寞孤单与无聊无奈，做一个有兴趣爱好、爱交流活动的活力老人。

不做行走的植物人

2004 年 6 月 5 日美国第 40 任总统罗纳德·里根与世长辞，享年 93 岁。作为美国迄今最长寿的总统，里根在卸任以后度过了一段风光惬意时期，从 1994 年 11 月 5 日发表致美国国民的《里根公开信》中申明自己罹患老年痴呆症的病情开始，在之后长达十年的岁月里基本上一直处于与老年痴呆症进行抗争的状态。而里根当年在政治理念上惺惺相惜的"灵魂伴侣"、

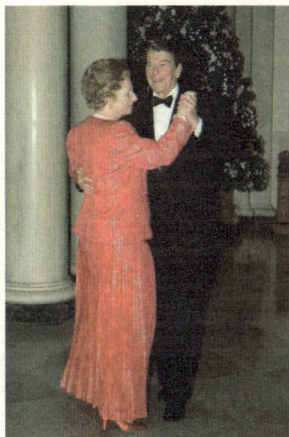

1988 年白宫舞会

执英国政坛牛耳 11 年之久的英国首相玛格丽特·撒切尔在生命的晚年同样罹患老年痴呆症，一生叱咤风云的铁娘子像一个普通的老年媚妇一样独自居住在伦敦的公寓里，几乎没有朋友来看望她，直到 2013 年 4 月 8 日平静去世，享年 87 岁。

美国前总统尼克松说过："世界上最难的工作，是做卸任的美国总统。"确实，从当今世界上最有权势的人变回一介平民，期间的人生际遇与心态感受无疑不是等闲人物所能品味和感知的。里根总统和撒切尔夫人被公认为二战结束后世界上最有影响力的政治领袖。然而，当他们走下权利的神坛，度过卸任后短暂的风光而又惬意时期，他们"又回到一个人的世界中"，

在孤独落寞中生活。与撒切尔夫人有 30 年交情的琳达·麦克道佳尔曾在《星期日泰晤士报》上撰文介绍撒切尔夫人晚年的情况。琳达在文中写到，撒切尔夫人身体状况非常不好，身边的朋友少得可怜，精神失常，恍恍惚惚。在撒切尔夫人 77 岁生日的前三天，她去看望她，发现这位孤独的老人把收到的四张生日卡仔细却可怜兮兮地摆在宽大洁净的壁炉台上，显然这位一呼百应的政治强人期望起码能收到几十张生日贺卡……而贵为美国总统的里根在生命的末班车上同样除了夫人南茜伴护左右外，甚至连儿女的亲情支持也几乎指望不上。

对于像里根总统、撒切尔夫人这样的超级政治强人，医疗护理的因素自然根本不需考虑，身体上的衰老包括病痛毕竟与岁月有关，他们或许也觉得能够忍受，但在精神上不能再感受和拥有曾经的精彩和威权，同事和下属对他们的敬而远之以及故意

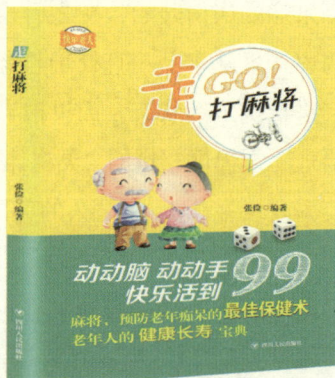

走，打麻将

的冷落，无疑对他们意味着一种极大的折磨，成为难以医治的心灵之伤。尽管身边有妻子和丈夫的陪伴，也有礼貌周到的工作人员看护，但对于前者，长年的相濡以沫已经让彼此熟悉得犹如左手摸右手，难以产生并感受到新的刺激和影响了；对于

后者，地位和智力的差距让他们根本不可能平等交流互动，没有推心置腹的朋辈秉烛夜谈，没有推杯把盏的好友吆五喝六，他们翻江倒海、五光十色的精神生活逐渐变成了没有波澜、没有风生水起的一潭死水。毫无疑问地，老年痴呆症成了他们离群索居后的必然之路。

老年痴呆症患者从最初的记忆减退、容易遗忘和判断能力下降，逐渐发展为记忆严重受损、简单结构的视空间能力下降，不仅出现时间、地点定向障碍，不能独立进行室外活动，甚至连穿衣、个人卫生之类的日常生活方面也需要帮助，失语、失用和失认，已经完全不能进行任何社交性室外活动。到晚期，患者记忆力严重丧失，大小便失禁，呈现缄默、肢体僵直，必须完全依赖照护者，除了还能够行走外几乎等同于植物人，无异于行尸走肉一般。

晋人王嘉在《拾遗记》中写道："夫人好学，虽死若存；不学者，虽存，谓之行尸走肉耳。"在这里，所谓的行尸走肉指的是不好学习的人，但在现代汉语的相关解释中，这个成语往往比喻不动脑筋、糊里糊涂过日子的人。显然，如果剔除行尸走肉本身的贬义，单从现象状态上看，这无疑和老年痴呆症患者的症状十分相似。

与先天性智能低下不同，老年痴呆是后天形成的一种高级神经功能全面障碍的综合病症，至今还没有彻底弄清楚它的发病原因和发病机制。就当前来看，对于老年痴呆症积极有效的现实对策更主要在于为老年人营造一个有活力的生活环境和良好的心情心态，再采取有针对性健脑动脑预防措施，阻止或者延迟老年人脑退化甚至走上蜕变为"行尸走肉"的不归路。

"光纤之父"高锟在20世纪90年代中期从香港中文大学校长职位上退休下来，为了克服家族遗传性的老年痴呆症影响，他开始学习迄今几乎从未接触过的麻将。和高锟认识30多年的香港中文大学副校长杨纲凯说，高锟退休前从未听闻过他喜欢打麻将。2004年，常和高锟一起打麻将的牌友发现他反应变得比以前迟缓了，便建议他到医院接受磁力共振脑部扫瞄检查，结果确诊他与自己父亲一样患上了老年痴呆症。据高坤夫人黄美芸回忆，高锟早在50多岁时就时不时会忘记钥匙所放的位置，当时还以为高锟只是健忘，现在看来其实那就是已经感染老年痴呆症的明显征兆了。不难想象，如果高锟不是远超过常人地积极用脑动脑，而且在退休后能够主动放下身段，积极接触原来一直看不上眼的麻将，恐怕他会更早地病入膏肓了。

素有"桌上太极拳"美名的麻将是屈指可数的能够集益智性、社交性、趣味性、经济性和操作性于一体的群体性活动之一。麻将通过灵活的手指活动和丰富的语言交流对大脑形成非常有益的健脑效能，可以说完全涵盖并充分体现了"给大脑积极刺激"和"与人交流联系"的要求，实际上它比太极拳对大脑的影响作用可能都要更积极、更有益。

2004年香港仁济医院与岭南大学合作进行了一项以麻将为内容的研究，这项富有开创性意义的研究旨在验证迄今民间关于麻将有益于老年人益智健脑、有效防治老年痴呆症的种种雪泥鸿爪般传闻。项目组募集了 100 名早期老年痴呆症患者，将他们分成两组进行比对性实证研究：一组按每星期打 4 次麻将，每次打 4 圈的频度进行试验；另外一组则按每星期打两次麻将，每次同样打 4 圈的频度

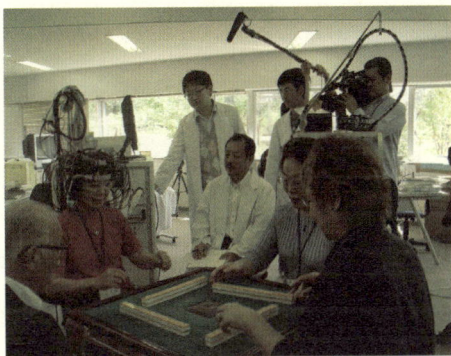

筱原教授在现场记录实验

进行对比观察。5 个月后当课题组再次对患者的思考及记忆能力进行测试时，数据显示一周打 4 次麻将的实验组患者无论是其思考力、记忆力还是反应速度，都明显好过一周只打两次麻将的实验组患者，证实了麻将确有活跃大脑、减缓患老年痴呆症的功效[1]。日本长寿社会开发中心和日本健康麻将协会邀请东京理科大学脑科学家筱原菊纪教授实施的"麻将对大脑活动的影响调查"也发现，打麻将时人的大脑供血量明显增多，说明麻将活动对大脑确实具有充分的活性化作用，并且经检测，参与实验的麻将爱好者的大脑比相同年龄段不打麻将的人几乎要年轻 3 岁。

---

1 专家称打麻将可以预防老年痴呆症 [EB/OL]. 腾讯健康，health.qq.com，2012.9.20.

乐活方城夕阳红

　　1998 年美国社会学家保罗·雷（Paul Ray）发表了他和同事一起长达 15 年之久的研究成果：《文化创意者：5000 万人如何改变世界》，提出了以"健康、快乐，环保、持续"为核心理念的"健康永续生活方式"（Life Styles of Health and Sustainability）。这个将英文缩写成"LOHAS"的新概念迅速风靡世界，在中国更获得了一个十分传神的译名：乐活，并借助团中央等官方机构的推动，在富裕起来的青壮年中捕获了相当数量的拥趸，做好事，心情好，有活力（Do good·Feel good·Look good）成为一种时尚。

　　美、日两国的研究机构在 2005 年公布的一项关于乐活内容调查的报告时宣称，"年龄层高"是所有乐活一族共有的特征之一。美国社会学家哈维格斯特（Havighurst）在其《成功的老年》一书中主张，进入老年期的人口和其他年龄组的人口一样有着旺盛的活动愿望，老年人应该积极参加社会活动，社会活动可以帮助老年人重新认识自我，可以助老年人保持生命力。这个之后被命名为"活动理论"的观点指出，应当以老年人为对象设计并展开一些补偿性的活动，以维持并增强他们对于社会以及个人心理方面的适应性，让这些为社会、为家庭做出了贡献的人，充满活力并富有成就地攀登他们人生的又一高峰。

　　著有《健康麻将：与长寿社会共生》一书的日本健康麻将

协会理事长田嶋智裕先生从
20 世纪 80 年代中期就开始
尝试在自己的麻将店"加拉
帕戈斯"引导客人进行"不
赌钱、不吸烟"的麻将活动。
加拉帕戈斯原本是厄瓜多尔
共和国位于太平洋东部赤道
上的海岛名，因岛上有许多
体型硕大的乌龟又被称为巨
龟之岛（Galapagos Islands，
Galapagos 是西班牙语乌龟的
意思）。加拉帕戈斯群岛一
直以来被认为是"世界上最

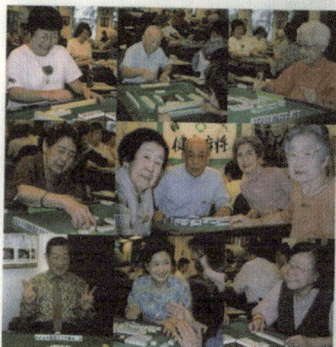

孤独、最美丽的群岛"，1835 年达尔文登上了这片由海底火山
喷发形成的岛屿，岛上的奇花异草和珍禽异兽让他深受启发，
为其最终完成"进化论"的学说奠定了基础。田嶋先生用"加
拉帕戈斯"命名自己的"麻将试验田"，一来是为了显示健康
麻将的独树一帜，二来也是寄望用麻将这个传统的群众性活动
为日益严重的老龄化社会闯出一片新天地。这个在当时颇具新
意的游戏方法迅速得到了社会，尤其是在老年人中得到了广泛
好评和响应。健康麻将杜绝了麻将赌钱的陋习并改良了游戏者
吸烟造成的不利于健康的负面现象，让人能够在放心进行游戏、
充分感受麻将乐趣的同时，增加和扩大与人进行交流的机会和

圈子。2007年日本厚生劳动省（相当于我国的卫生部和人力资源和社会保障部）批准健康麻将成为其主办的全国老年大会的常规竞技项目，作为积极老龄化的有效措施向全社会正式推介并推广健康麻将活动。

麻将简易却富于变化，容易初成却不易精深，丰富的趣味性、娱乐性和文化性让其成为最受国人喜爱、普及度最高的国粹。"十亿人民九亿麻，还有一亿在观察"，社会上流传甚广的这句戏言形象地描绘出了麻将对国人的影响及其在国人心目中的地位。而且，随着中外文化交流的深入发展，麻将蕴含的哲学思想和博弈乐趣感染并征服了越来越多的外国玩家，成为他们生活中最活色生香的一环。另外，麻将素有"桌上太极拳"的雅号，民间也有类似"常和麻将脑不糊"的说法。越来越多的实证研究和临床研究结果显示，麻将玩家在行牌过程中会自觉不自觉地依据场上变化能动地开动脑筋，做出"摸吃碰杠和"等一系列选择决定，还会有意无意地制造话题与旁家进行交流，有时甚至还要说反话干扰对手的思考判断，这些言行会对大脑形成十分有益的积极刺激作用，能有效地活化大脑的神经细胞，因此，经常玩麻将不仅可以让大脑比实际年龄呈现出更富活力的年轻态，而且对老年健康最富杀伤力的老年痴呆症具有明显的防治作用。

特别值得指出的是，麻将作为一个群体性博弈的智力游戏活动，它能够通过玩家彼此之间的邀约和督促，让已经退出社会生产系统日益边缘化、容易陷入孤独和封闭的老年人重新参与到团队活动中来，通过参与健康麻将活动，与孤立、寂寞和消沉为伴的老人们能主动地逐渐重新回归并融入到几乎已经与他们绝缘的社会中来，在这个麻将社交平台中分享快乐，结交朋友，改变个人生活孤寂冷漠的状态，恢复活力和生机，减少对家庭和社会护理的依赖，达成回归社会的效果。健康麻将不仅能帮助老年人积极欢度时光，更能作为老年人互相交往的一根纽带促进老年人的健康、丰富老年人的生活，成为他们晚年"创建健康·创建朋友·创建生活意义"的魅力舞台。

活动理论的代表性人物美国社会学家伯格斯（Ernest Brugess）在对人口"变老"过程进行的研究中指出，由于现实社会生活往往剥夺了绝大多数老年人期望扮演社会角色的机会，让老年人所能活动的社会范围变窄，活动程度变小，从而让老年人对自身的价值存在感到迷茫，这实际上构成了有系统的年龄的歧视，应当受到谴责。他强调进入晚年的老人不一定会变得"没有角色可扮演"，社会中应当有他们适合的新的角色，同他本人之前的生命期一样，可以在社会活动中可以作出应有的贡献。

丁俊晖是中国第一个台球世界冠军。据说他从 8 岁时便开始接触台球，之后直到出名每天练习台球至少在 6 小时以上。2002 年 5 月，年仅 15 岁的丁俊晖一鸣惊人地拿下了亚洲锦标赛冠军，刷新了该项赛事冠军最年轻的年龄纪录；同年 8 月他又获得了世界青年斯诺克锦标赛冠军，成为中国第一个台球世界冠军，当年中国台球协会于向丁俊晖颁发了"中国台球特别贡献奖"。丁俊晖 2014 年夺得斯诺克中国公开赛冠军，他的单赛季奖金总额累计达到 70 万英镑左右（约合 721 万元人民币）。一个懵懂少年 15 岁就能名满天下、腰缠万贯，丁俊晖的成功固然有他"神童"的天赋和十年如一日的发奋努力，但如果世上没有台球这项赛事平台和机制，英雄无用武之地，他本人再有天赋再努力恐怕也无济于事。

同样的道理，如果今天社会中存在有专门为老年人量身定做的社会活动平台，比如按照活动理论的原理，围绕有益于老年人健康生活，将老年人的麻将活动设计打造为一个老年活力麻将赛事平台，在青年丁俊晖身上发生的神奇完全可以在无数老年人身上复制和重演，凭着一身出神入化的麻将绝技，老年人就能够重回"江湖"，再创辉煌。

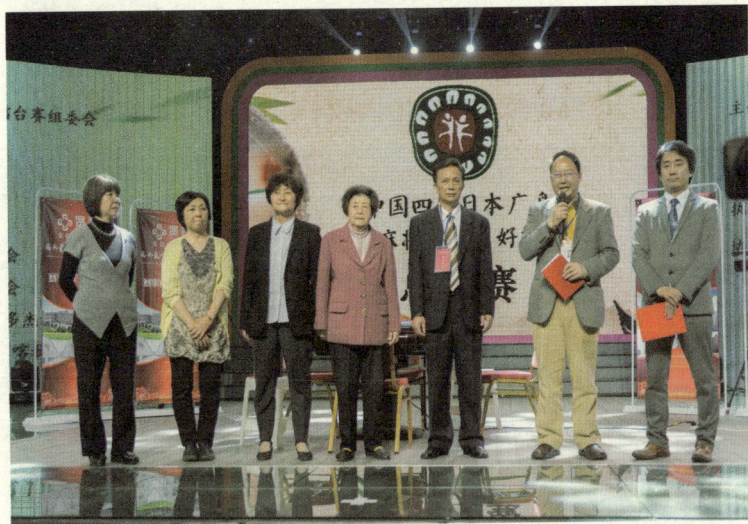

作者在日本老龄麻将活动会上发言

　　日本健康麻将协会会长田边惠三先生获得过中国人民对外友好协会赠予的"中日友好贡献奖"，他通过协会在日本近三十年来运用麻将帮助老年人增加生活乐趣、保持健康，减少社会护理支持以及重新融入社会等一系列的社会实践，深有体会地指出，作为智力健康游戏的麻将活动能够为老年人"创建健康，创建朋友，创建生活意义"，完全可以作为老年人福祉的核心事业来进一步推广发展，为地区、为国家乃至为全世界构建充满活力的老龄社会做出贡献。

无龄感生活方式

"无龄感"生活是指在年龄增长甚至老去后，仍然保持一种不为年龄所累，如年轻时一般的生活态度。"无龄感"一族认为，只要秉持对美好的追求，无论任何年龄，都能体会到人生的乐趣。

珍妮是一位普通的美国人，常常独自去各国旅行。她不时有突发奇想，然后试图实现，也有更多放弃。珍妮的与时俱进与对生活的热情，让周围的人觉得和她没有任何年龄代沟，这差不多是美国老年人的常态。即便是年近古稀，依然看不到一点垂暮之感，仍然热爱生活，勇于接受挑战。

"无龄感"生活方式正在成为一种时尚和常态。"无龄感"它并非盲目地不服老，而是指一种心理状态和生活态度。"无龄感"一族经历了人生大半却往往不为年龄所束缚，能够在生活中始终保持活力，对事物充满好奇并勇于尝试，去追求活得漂亮，活得精彩，不留遗憾。

"无龄感"的人，即使到了六十岁，也绝不进中老年服装店，在他们眼里，那里的衣服都奇丑无比；他们不爱听不明不白的养生之道，不乱吃延年益寿的补药，他们爱的是音乐，练的是瑜伽，玩的是自由行……

"无龄感"生活启迪人生该有自己的生活态度。坚持向上的生活态度，就超越了年龄的限制。只要秉持对美好的追求，无论任何年龄，都能体会到人生的乐趣。英国戏剧大师萧伯纳说"六十岁以后才是真正的人生"，人不应该过早地放弃自己，永远没有太晚的开始！

——根据网上相关资料整理

Xiao Shi
changshou
Bulaoge

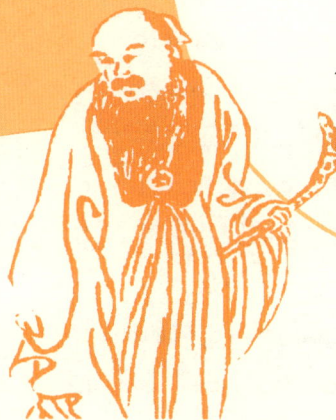

孝是长寿
不老歌

第七话

著名文学家司马汤达说："老来受尊敬，是人类精神最美好的一种特权。"子曰："今之孝者，是谓能养；不敬，何以别乎？"千百年来彭山人以孝为荣、以孝为乐，爱老敬老成为彭山最具影响力的优良传统，慰亲娱老，为老年人健康长寿提供了充分有效有益的情感支持。彭山健康长寿法则认为以孝文化为代表的中国传统文化对于健康长寿有着十分巨大的能动作用力和有效影响力，通过营造爱老敬老、亲孝睦邻的社会和谐氛围和友善环境，不仅能够积极促进和加速健康长寿发展，而且还能有效缓解甚至消弭老龄化问题造成的冲击。

孝是中国根

1. 孝是中国文化最基础的价值观念

孝的观念在我国源远流长。早在4000多年前的殷商甲骨文中，就已经发现了"孝"字。有辞书之祖美誉

何谓孝

在中国，孝的观念源远流长，在甲骨文中就已经出现了"孝"字，好像一位面朝左、长着头发的驼背老人，身前一孩子，以头扶持着老人。

甲骨文的老字　　甲骨文的孝字　　楷书的孝字

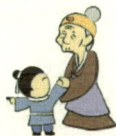

的《尔雅》说"善事父母为孝"，有文字记载的史籍中关于孝亲尊老的论述更是随手可拾，编成于春秋年间的我国第一部诗歌总集《诗经》，在其《小雅·蓼莪》篇中便写道："父兮生我，母兮鞠我。拊我畜我，长我育我，顾我复我，出入腹我。欲报之德，昊天罔极！"质朴真实地描述了人民苦于兵役不得终养父母的一腔哀情。

代表中国传统文化的儒家思想是孝观念及其道德意识的集大成者和发扬光大者。《论语》说"天地计生，人为贵，人之行，莫大于孝"，编写《孝经》的曾子说"众之本教曰孝"，认为"夫孝，天之经也，地之义也，民之行也"，强调孝是"德之本也，教之所由生也"，将孝这一朴素自然的情感观念升华成影响中国社会2000多年的价值观的系统思想和核心意识形态。

宣扬自然主义，主张返璞归真的道家虽然与儒家所取的立场和角度不同，但无论是《道德经》中的"六亲不和，有慈孝"，还是《庄子·天运》中的"以敬孝易，以爱孝难。以爱孝易，以忘亲难"，都对孝进行了极其深入的论述。而提倡"兼爱"的墨家创始人墨子关于孝的论述也颇多，《墨子·经上》中记述说"孝，利亲也"，提倡"即必吾先从事乎爱利人之亲，然后人报我以爱利吾亲也。然即交孝子者"。甚至常常被视为站在儒家反面的法家，其实对孝也非常看重，认为"孝子不非其亲""非其亲者，知其之不孝"（《韩非子·忠孝》）。

众所周知，"仁"是儒家伦理思想核心，也可以说是中国传统文化的核心，而儒家强调"孝为仁之本"，以此为基础衍生了"仁者爱人"、"己所不欲，勿施于人""不独亲其亲，不独子其子"等论说和观念，并进而产生了"和为贵""中庸""和谐""大同"等中国社会独有的价值观。因此梁漱溟先生在其《中国文化要义》中指出："中国文化在某种意义上，可谓为孝的文化，孝在中国文化上作用之大，地位之高，谈中国文化而忽视孝，即非于中国文化深有所知。"

2. 孝行是中国社会的精神支柱

我国虽然很早就萌芽了孝的意识和伦理，但曾经也有过弃亲不养的现象。《墨子·节葬下》载："昔者越之东有核沐之国者……其大父死，负其大母而弃之，曰：'鬼妻不可与居处'。"《孟子·滕文公上》说："盖上世尝有不葬其亲者，其亲死，则举而委之于壑"。《汉书·匈奴传》记载当地之俗："壮者食肥美，老者饮食其余，贵壮健，贱老弱。"

马克思在研究人类生产方式变革的历史时早就注意到了中国封建社会延续发展几千年的特异性，并在《巴黎手稿》中指出："东方农业社会的发展规律，可能和西欧不同"，认为"存在着所谓'亚细亚生产方式'"。意大利学者翁贝托·梅洛蒂在其《马克思与第三世界》一书中把中国近代以前的古代社会统称为典型的"亚细亚社会形态"，而行孝可以说正是这一独特的亚细亚生产方式催生和造就的道德观行为。

在以"农耕文明"为特征的"亚细亚生产方式"下，中国古代农业生产基本处于封闭状态。和游牧渔猎开放式的生产形式不同，劳动者伴随年岁增长，依靠长期对实践的概括和总

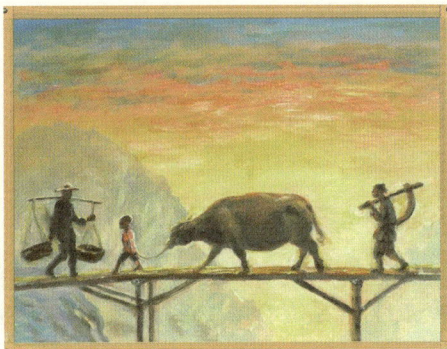

王向远：亚细亚生产方式

结能够积累并掌握许多规律性的农时农事经验，诸如岁时节律、天象气候，等等，对收成丰歉多寡起着十分关键的作用，年长者在社会生产生活中更具权威作用和地位。索维认为原始社会因为对老人要进行消灭，所以社会或老年人自身为了反抗这种自然倾向，他们才"要年轻人相信老年人聪明多智，甚至具有超自然的力量"[1]。但在中国这样的农业社会里，老人本身具有

1 阿尔费雷·索维.人口通论[M].查瑞传，等，译.北京：商务印书馆，1983.

的技能和智慧已经足以让他们成为生产生活的自然领导者和组织者，年轻人服从、侍奉老年人，后辈敬重和爱戴前辈长者，完全是顺理成章的事，从这个意义上说：孝行正是"对祖先的崇拜，就是人类自身对于历久以来的劳动经验的崇拜"的最佳佐证和体现[1]。

从周朝开始，中国作为一个典型的农业社会，开始了延续长达2000多年的封建制度。一方面，在这样的传统的乡土社会中，"常态的生活是终老是乡"，自给自足的农业自然经济，为孝行提供了繁衍、成长的温床；另一方面，孝行也适应这种农业文明方式的要求，要"孝行"首先就意味着拒绝流动，"父母在，不远游"（《论语》），有利于进一步促进农业自然经济基础的完善和稳固。

伴随这个漫长的社会形态的发展，孝行主要经过历代儒家兼收并蓄、推陈出新，从一种类似自发的情感观念逐步上升演变成了维系支撑整个封建社会系统的基本伦理思想和行为模式——孝行：孝不仅成为一切德行的起点和根本，而且以孝为核心构建了"始于事亲，中于事君，终于立身"的一整套"修齐治平"的人生价值体系和社会伦理道德规范，成了中国漫长封建社会的精神支柱，还扮演了维持封建社会结构稳定的最有效的思想利器角色。

黑格尔在《历史哲学》中特别评说了孝行："中国纯粹建筑在这一种道德的结合上，国家的特性便是客观的'家庭孝敬'。

1 杨荣国．中国古代思想史 [M]．北京：人民出版社，1976.

中国人把自己看作是属于他们家庭的，而同时又是国家的儿女。家庭关系中的孝顺，应该得到国家的最高尊重。借助这种途径……带来了政治结构大厦的坚定基础——个人与全体感情认同的基础。"

行孝：人伦永续的实践

生老病死是每一个人必经的人生旅程，是生命轮回更替不变的方程式。但是，在相当长的历史时期，人类

【跪羊图】

古圣先贤孝为宗 万善之门孝为基
礼教尊亲如活佛 成就生命大意义
父母德重如山 知恩报恩不忘本
做人饮水思源 才不愧对父母恩
小羊跪哺 闭目吮母液
感念母恩 受乳恭身体
膝落地 姿态如敬礼
小羊儿 天性有道理
一朝羽羊 反哺莫遗并
人间孝道 及时莫迟疑
莫到忏悔时 未能报答父母恩
多少凤霜的累积 双亲容颜已渐老
父母倚窗扉 苦盼子女的消息
多少浮云游子梦 奔波前程远乡里
母心忧 是忧儿未成疾
为人子女 饮水要思源
圆满生命 尽孝无愧意
莫到忏悔时 未能报答父母恩…
儿女心 无论在何地
给双亲 一声感恩您!

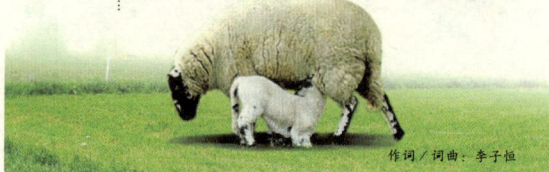

作词/词曲：李子恒

由于生产力发展低下，物质生活资源贫乏，不仅不能善事父母孝敬老人，反而为了生存，按照"物竞天择"的自然法则，认为失去劳动力病弱体衰的老年人是社会的累赘和包袱，对他们或虐杀或遗弃或任意处置。达尔文在其《人类的由来》一书中写道："对许多传统社会来说，这种对老年人灭绝性的做法——蓄意消灭老年社会成员——被看作是一种职能，在少数原始部落，衰老者常被立即处死；而大多数部落的衰老者被遗弃、受轻视或鼓励他们自杀。"真实记录了人类早期生活的这一状态。

与这种把老者当作社会负担而将其消灭抛弃的做法相悖，孝行主张"能养弗辱"，行孝就是要"生，事之以礼；死，葬之以礼，祭之以礼"，并且"老吾老以及人之老，幼吾幼以及

人之幼",字里行间张扬的"人者仁也""以人为本"思想,昭示了"人不独亲其亲,不独子其子。使老有所终,壮有所用,幼用所长,鳏寡孤独废疾者皆有所养"(《礼记·礼运》)的大同社会和谐安康景象。作为孝行的基本内容和具体模式,行孝不仅是中华民族的传统美德,也是每一个中国人的基本修养,更是维系和发展良好人际关系、谋求社会全体和谐永续发展的实践活动。

1992年联合国在巴西里约热内卢市组织召开环境与发展大会,来自180多个国家和地区的代表、60多个国际组织的代表、100多位国家元首或政府首脑出席,这个之后被称为"地球高峰会议"的大会通过了为21世纪包括以后年代的人类永续

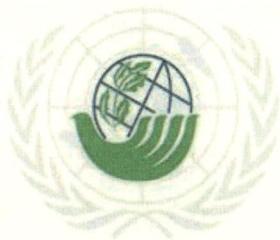

地球在我们手中

发展(Sustainable Development)描绘工作蓝图的《地球宪章》)和《21世纪行动议程》,强调指出必须寻求新的经济发展模式,以自然资源的永续利用和良好的生态环境为基础,以经济的永续发展为前提,在看似冲突的经济发展、环境保护以及社会公义三个方面上寻求和谐永续的平衡,谋求社会的全面进步、永续发展。

永续发展通常又被称为可持续发展,它被众多人类学家认为体现着对人类自身进步与自然环境关系的反思,是100多年来人类关于自身前途、未来命运与所赖以生存的环境所进行的

最深刻的一次警醒，并反映了人类对今后所选择的发展道路和发展目标的憧憬和向往。永续发展在全世界不同经济水平和不同文化背景的国家中都引发了共鸣并得到了广泛的认同，是当今风靡全球的重要发展理论，可持续发展成为发展中国家和发达国家竞相争取实现的目标。

无须赘言，经济和环境的永续发展，归根结底是为了谋求和实现社会、人类社会的永续发展，而没有人和人类社会的和谐永续，实际上任何发展，短暂也好长久也好，都是无源之水、无根之木，既失去了主体，也没有了意义。人的发展及其人类社会的和谐发展是永续发展的核心和价值所在。

东汉许慎所著的《说文解字》秉持《尔雅》关于孝的定义，并进一步解释说孝就是"善事父母者，从老省、从子，子承老也"。他指出"孝"字是由"老"字省去右下角的形体，和"子"字组合而成的一个会意字，展现了子承其亲的寓意。孝通过其间架

孝 xiào

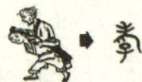

一个小搀扶着背负着一个头发散乱的老人之路，这就是"孝"的表现。《论语》，"弟子入则孝，出则悌"，"可各见老"，"孝"等意。

结构造型将人类社会人际世代和谐轮替永续发展的深刻哲理直观、形象地进行了说明和昭示。

生老病死是人生的自然规律，每一个人都会青春年少、意气风发，也会年老体衰、老骥伏枥。作为传统文化的核心价值观，孝行摒弃弱肉强食的丛林法则，主张人类社会"慎终追远"、尊老爱幼，其关键在于营建"人孝天下欢　家和万事兴"的大

同社会。在以孝为圆心构建的和谐大同社会之中，行孝所实践的正是通过尊敬老人、孝顺父母而具象化的人类社会的和谐永续发展。

今天的老年人就是昨天的年轻人，而今天的年轻人就是明天的老年人，每一个人都行走在"老吾老以及人之老　幼吾幼以及人之幼"的旅途之上，今天你在照顾他人，而明天则有他人在照顾你；今天你是孝行的实践者，而明天你则是孝行的受益者，关爱他人就等于关爱自己。行孝，不仅仅能让老年人拥有和享受到真正的健康幸福，而且对于施行方来说，最终也能让其自身成为受益者。爱老敬老和谐社会的形成，既能极大地推动健康长寿良性发展，还能让每一个置身其间的人成为最大的利益分享者。

笑就是孝

作为行孝的经典范本，元代郭居敬根据西汉经学家刘向编辑的《孝子传》作主要内容编录的《二十四孝》记载了这样一个故事，说是春秋战国时期楚国的隐士老莱子十分孝敬父母，虽然他

二十四孝老莱子娱亲图

本人也已经七十岁了，却常常身穿五色彩衣，手拿拨浪鼓扮成小孩子一般表情游戏，逗父母开心。一次，他去看父母进屋时跌了一跤，怕父母担心，他索性躺在地上学小孩子撒娇、哭闹，结果让二老转忧为喜，哈哈大笑起来。

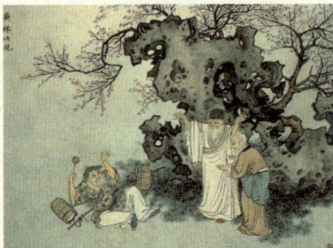

这个叫"老莱子戏彩娱亲"的故事细究起来自然有不少的瑕疵，其中也不乏陈腐思想及糟粕意识，对于今天的社会所能发挥的启迪作用无疑相对有限。但是，去粗取精地认真咀嚼，不难看到这个故事中所蕴含的价值和意义，它清楚地阐述了行孝的一个关键，换言之也是老年健康长寿的诀窍：开心快乐。让老人开心快乐不仅是行孝的第一要义，也是健康长寿的不二法门。

《论语》中孔子在回答弟子子游和子夏关于孝的提问时，极为精彩地讲述说："今之孝者，是谓能养。至于犬马，皆能有养，不敬，何以别乎？""色难。有事，弟子服其劳；有酒食，先生馔，曾是以为孝乎？"在他眼中，赡养父母、为老人排忧

解难至多算是作为人子、作为人的起码前提条件，真正的孝、孝行不仅要让接受者感到开心快乐，行孝者也要从心底由衷地感到幸福快乐，如果把行孝当成一种不得已的义务甚至是负担的话，没有和颜悦色的真心笑容，即便让父母衣食无忧，"曾是以为孝乎？"

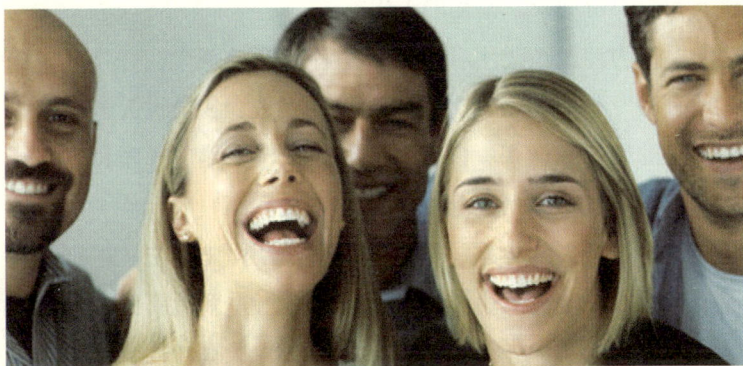

欢笑行孝 健康不老

据说人类是地球已知物种中唯一会笑的动物。"笑一笑，十年少"，西方谚语也认为："开怀大笑是剂良药。"无论中医还是西医都十分认可笑对健康的积极有益作用。笑能刺激大脑分泌让人欣快的胺多酚（Endorphin）激素。现代医学认为笑对治疗神经衰弱、消除肌肉和情绪紧张，增强免疫能力以及心血管循环、预防或减缓疼痛都具有明显的治疗效用。并且，笑也是一种很好的健身运动。每笑一声，从面部到腹部约有80块肌肉参与运动。笑100次，对心脏的血液循环和肺功能的锻炼，相当于划10分钟船的运动效果。但是，人在成年后每天平均只会笑 15 次左右，比孩童时代每天笑 400 次左右少多了，对健康来说，这无疑是一个十分令人遗憾的"成长"损失。

俗话说"笑门来福"，按照训诂学因声求义的方法，笑孝相通，这句话何尝说的不就是"孝门来福"吗？！实际上，孝也好，笑也好，都旨在鼓励一种积极向上、开心快乐的生活心态，让人拥有一份健康、幸福的人生。

孝作为涉及人类生存质量和生存状态的观念，并不是中国人独有的专利，而是人类文明进化发展过程中全世界和整个人类共有的情感和认知。但是，只有在中国才形成了孝行这样通过孝敬老年人从而衍生建立了指导个人、家庭、氏族、国家持续稳定和谐发展的体系。经过上下几千年历史的洗礼特别是近现代"置之死地而后生"式的锤炼，孝行重新得到了全社会的承认，"百善孝为先"，它不仅是个人、家庭、社会全面解决老龄化问题、实现健康长寿的基本方法和有效捷径，更可以作为构建现代和谐永续社会的纲领和指针。

《论语·述而》中有一段介绍老年孔子情况的记述，说是叶公向子路询问孔子为人，老实的子路或许是认为做学生的不能妄自评判老师，所以就告诉对方说不知道。结果回来让孔子知道了，孔子说："女奚不曰，其为人也，发愤忘食，乐以忘忧，不知老之将至云尔。"年轻孔子为学不倦，废寝忘食；年老孔子颠沛流离，韦编三绝。这位老子最知名的弟子，在人均寿命不过 40 岁的年代以 60 多岁的高龄却高唱"不知老之将至"，始终一副乐以忘忧、兴趣盎然模样，完全没有半点消沉落寞气色。

开心舒畅！积极快乐！！欢笑行孝！！！笑对人生，孝行社会，每一个人都能够像彭祖、老子、孔子一样健康长寿地生活。

后记

　　本书从策划到完成付梓，辗转反复花费了三年多时间。一来是因为提笔后才意识到自身才疏学浅，很多问题并不像之前拟提纲时想象的那样简单，可以一蹴而就；二来是依然心浮气躁，真正能够坐下来安心写作尤其是写这种并非功利性的文字的时间不多，拖拉下来不知不觉就把光阴虚度了。好在出版社汪涌波老师再三鼓励支持不放弃，得以有始有终地完成了这项有益的工作。在此谨向汪老师以及出版社表示由衷的感谢！

　　正如书中反复讲到的一样，老龄化和具体个人的年龄增长不同，是前所未有的社会现象，将深刻影响并改变迄今人类社会所构建的种种常识、常规，也将极大地影响甚至涉及每一个人的生活，值得现在每一个人警醒、思考、行动。本书作为一个试图积极应对人口老龄化问题的方案和行动，主要依据张俭的博士论文《中国长寿之乡彭山老年生活方式研究》的研究内容，辅以世界各国长寿案例和研究理论，围绕健康长寿理念、方法、路径等几个方面进行诠释和解说，遵循党的十九大关于铸造"健康中国"，构建养老、孝老、敬老政策体系和社会环境的精神，本书旨在为今天的老年人、明天的老年人树立起健康长寿的意识和信心，帮助他们发现更多的晚年生活的乐趣和意义，让老年朋友生活得更加开心快乐、更加朝气有活力、更加健康长寿！

　　为了帮助读者更好地理解本书的主旨和内容，开卷有益，本书特别借鉴以及引用了相关的既有著述和研究成果，并尽可能地对出处进行了标注，但挂一漏万在所难免，为此在向各位同仁致敬道谢的同时，也特别期盼大家指正和包涵。

　　本书由张俭统筹，并撰写第1话、第3话、第4话、

第7话，吴霞和吕颖合作撰写第2话、第5话、第6话，四川大学人口学研究生何懿参加了本书的筹划和准备工作。

最后，再一次向本书编写工作给予支持的各位同仁、师长、朋友表示衷心地感谢。此外，书中多处一孔之见为聚焦问题或许有失偏颇，恭请大家批评斧正。众人拾柴火焰高，希望本书能为及时科学综合地应对我国老龄化问题集思广益起到些许抛砖引玉之效用。

张俭

2017 年 10 月

附录

中医体质评估表（作为理疗和食疗的基础依据）[1]

一、阳虚（7项）	无、根本不	很少、有点	有时有些	经常、相当	总是、非常
1. 手脚发凉	0	1	2	3	4
2. 胃脘、背或腰膝怕冷	0	1	2	3	4
3. 感觉到怕冷、衣服比别人穿得多	0	1	2	3	4
4. 比一般人忍受不了寒冷（冬天的寒冷，夏天的冷空调、电扇）	0	1	2	3	4
5. 比别人容易患感冒	0	1	2	3	4
6. 吃喝凉的东西胃感到不舒服或者怕吃喝凉的东西	0	1	2	3	4
7. 受凉或吃（喝）凉的东西后，容易拉肚子	0	1	2	3	4
总分		评分		结论	

二、阴虚（8项）	无、根本不	很少、有点	有时有些	经常、相当	总是、非常
1. 感到手脚心发热	0	1	2	3	4
2. 身体脸上发热	0	1	2	3	4
3. 皮肤或口唇干	0	1	2	3	4
4. 口唇的颜色比一般人红	0	1	2	3	4
5. 容易便秘或大便干结	0	1	2	3	4
6. 面颊部潮红或偏红	0	1	2	3	4
7. 感到眼睛干涩	0	1	2	3	4
8. 活动量稍大就出虚汗	0	1	2	3	4
总分		评分		结论	

---

1 摘选自为颐尚医馆资料。

三、气虚（8项）	无、根本不	很少、有点	有时有些	经常、相当	总是、非常
1. 容易疲乏	0	1	2	3	4
2. 容易气促（呼吸短促、接不上气）	0	1	2	3	4
3. 容易心慌	0	1	2	3	4
4. 头晕或站起来晕眩	0	1	2	3	4
5. 容易患感冒	0	1	2	3	4
6. 喜欢安静、懒得说话	0	1	2	3	4
7. 说话声音无力	0	1	2	3	4
8. 活动量稍大就出虚汗	0	1	2	3	4
总分		评分		结论	

四、痰湿（8项）	无、根本不	很少、有点	有时有些	经常、相当	总是、非常
1. 感到胸闷腹部胀满	0	1	2	3	4
2. 身体不轻松或不爽快，犟巴巴的	0	1	2	3	4
3. 腹部肥满松软	0	1	2	3	4
4. 额头油脂分泌多	0	1	2	3	4
5. 上眼睑比别人肿	0	1	2	3	4
6. 嘴里有黏黏的感觉	0	1	2	3	4
7. 平时痰多，喉咙部总感到有痰堵	0	1	2	3	4
8. 舌苔厚腻、舌苔厚厚的感觉	0	1	2	3	4
总分		评分		结论	

五、湿热（6项）	无、根本不	很少、有点	有时有些	经常、相当	总是、非常
1. 面部或鼻部有油腻感或油光发亮	0	1	2	3	4
2. 容易生痤疮或疮疖	0	1	2	3	4
3. 口苦或嘴里有异味	0	1	2	3	4
4. 大便黏滞不爽、有解不尽的感觉	0	1	2	3	4
5. 小便进尿道有发热感、尿色浓	0	1	2	3	4
6.（女性）白带发黄，（男性）阴囊部位潮湿	0	1	2	3	4
总分		评分		结论	

六、血瘀（7项）	无、根本不	很少、有点	有时有些	经常、相当	总是、非常
1. 皮肤在不知不觉中会出现青紫瘀斑	0	1	2	3	4
2. 两颧部有细微血丝	0	1	2	3	4
3. 身体感觉有些疼痛	0	1	2	3	4
4. 面色晦黯或容易出现黄褐斑	0	1	2	3	4
5. 有黑眼圈	0	1	2	3	4
6. 容易忘事	0	1	2	3	4
7. 口唇颜色偏暗	0	1	2	3	4
总分		评分		结论	

七、特禀（7 项）	无、根本不	很少、有点	有时有些	经常、相当	总是、非常
1. 没有感冒也会打喷嚏	0	1	2	3	4
2. 没有感冒时也会鼻塞、流鼻涕	0	1	2	3	4
3. 季节温度变化或异味而咳喘	0	1	2	3	4
4. 容易过敏	0	1	2	3	4
5. 皮肤容易起风团、风疹块	0	1	2	3	4
6. 皮肤因过敏出现过紫癜（斑点、瘀斑）	0	1	2	3	4
7. 皮肤一抓就红，并出现抓痕	0	1	2	3	4
总分		评分		结论	

八、气郁（7 项）	无、根本不	很少、有点	有时有些	经常、相当	总是、非常
1. 闷闷不乐、情绪低沉	0	1	2	3	4
2. 容易精神紧张、坐立不安	0	1	2	3	4
3. 多愁善感、感情脆弱	0	1	2	3	4
4. 容易感到害怕或受到惊吓	0	1	2	3	4
5. 胁肋部或乳房胀痛	0	1	2	3	4
6. 无缘无故叹气	0	1	2	3	4
7. 咽喉部有异物感，且吐之不出、咽之不下	0	1	2	3	4
总分		评分		结论	

九、平和（8项）	无、根本不	很少、有点	有时有些	经常、相当	总是、非常
1. 精力充沛	0	1	2	3	4
2. 容易疲乏	0	1	2	3	4
3. 说话声音低弱无力	0	1	2	3	4
4. 闷闷不乐、情绪低沉	0	1	2	3	4
5. 比一般人耐受不了寒冷	0	1	2	3	4
6. 不能适应外界环境的变化	0	1	2	3	4
7. 容易失眠	0	1	2	3	4
8. 容易忘事	0	1	2	3	4
总分		评分		结论	